50歳を過ぎても

体脂肪率10％の名医が教える

内臓脂肪を落とす最強メソッド

池谷敏郎
医師・医学博士

東洋経済新報社

はじめに

★「お腹ぽっこり」体型は人生を半分捨てている！

年々突き出るお腹、増えていくウエストサイズ、またひとつずれていくベルトの穴……。

お腹が出てくると、**いっきに「中年感」が漂ってしまう**ものです。

本人が意識していなくても、**肥満、お腹ぽっこり体型というのは、人生にどこか影を落とします**。

「お腹ぽっこり」では何をやるにしても消極的になってしまうし、どこか自分に自信がもてなくて、人生を十分に楽しめません。

「たかが外見のことで」と思うかもしれませんが、あなたが思っている以上に外見は重要です。

事実、太っているのとスリムな体型とでは、人生に雲泥の差があるのです。

★「お腹ぽっこり」体型だった私

「池谷先生はスリムだから、そんなことがいえるのでしょう?」

「太っている人の気持ちがわからないのでは?」

と思われるかもしれませんが、とんでもない!

私は自分が「お腹ぽっこり」の悩みを痛感した経験があるからこそ、いっているのです。

いまでこそ「スリムで若々しいですね」「細マッチョですね」とお世辞にもほめていただくこともありますが、私は以前かなり太っていて、立派な「中年体型」を誇っていました。

その証拠が下の写真です。

このときの私は36歳、次男が生まれたばかりのころです。

いまとなってはあまり思い出したくない過去ですが、当時の体重は79キロ。80キロ目前でした。

身長は173センチですから、完全な肥満体です。

その太り方も、見事な「お腹ぽっこり」体型です。

当然「内臓脂肪」もたっぷりついていました。

ちなみに血管年齢は45歳で、健康リスクが非常に高い状態でした。

当時は自分の外見の「おじさん化」にもかかわらず、まだまだ20代のころとそれほど変わらずにいると思い込んでいました。

ファッションにはまだ興味はあったのですが、いかんせんサイズが太めであるため、着るものが限られて

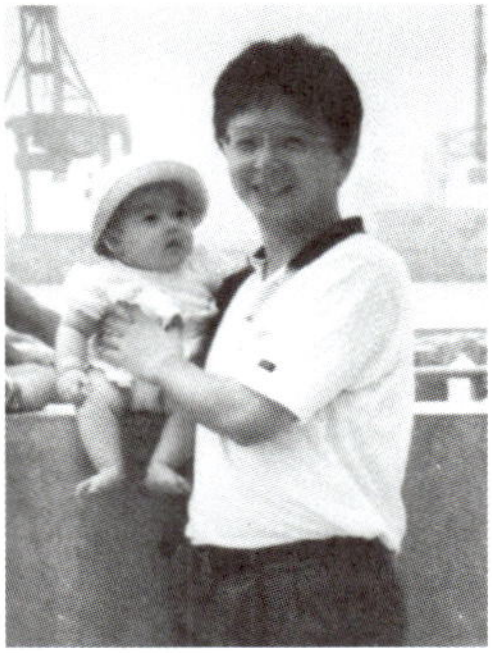

いまよりも15kg以上
太っていた

36歳

体重…………79kg
血管年齢……45歳

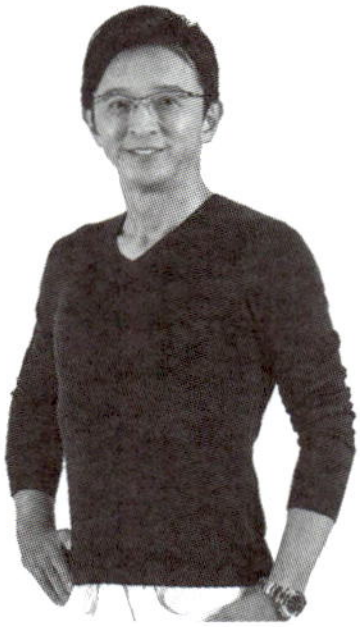

実年齢より10歳以上
若く見られる

56歳（現在）

体重…………64kg（－15kg）
血管年齢……28歳（－17歳）

しまいます。**何を着ても、いまひとつパッとしない、残念な人だった**のです。

いま思えば自分に自信がもてなくて、外に出かけたり、人前に出たりするようなことにも消極的だったように思います。事実、アルバムを開いてみると、当時の私が写っている写真はとても少ないのです。

私自身、人生を半分あきらめていたのです。

しかし、その後一念発起し、**私は15キロものダイエットに成功**しました。

すると、**人生が一変した**のです。

おしゃれにも興味が出はじめ、若い人と一緒に食事をしていても楽しいし、趣味のテニスのパフォーマンスがアップしたり、ゴルフの飛距離が格段に伸びたりしました。

とにかく**何に対しても、「チャレンジしてみよう」という意欲がわいてきた**のです。

太ったままの体型だったら、現在のようにテレビや講演会であれこれと健康について語ることなど、到底できなかったことでしょう。

私の人生は劇的に楽しくなりました。

★恐ろしい内臓脂肪

たっぷり溜まった「内臓脂肪」は「見た目がカッコ悪い」だけではありません。それ以上に恐ろしいのは健康を損ねる元凶となることです。

肥満には2種類のタイプがあります。

ひとつは**「皮下脂肪型肥満」**といって、全身にまんべんなく脂肪がつくタイプ。

もうひとつは**「内臓脂肪型肥満」**で、お腹まわりに脂肪がつくタイプの肥満です。

- **皮下脂肪は「皮膚の下につく脂肪」**
- **内臓脂肪は「内臓の周辺につく脂肪」**

とくに、溜まりすぎた内臓脂肪は健康を害する物質を放出することが知られていますが、近年になって皮下脂肪の過剰な蓄積も有害となることが明らかとなってきました。

さらに、肝臓や心臓に溜まる「異所性《いしょせい》脂肪」もあり、やはりこれも溜まりすぎると深刻な病気の発症につながることがわかっています。

このように脂肪は、エネルギー源として大切なものでありながら、**過剰に溜まると、病気になるリスクを高めてしまう**のです。

でも、そういわれて、「よし、じゃあさっそくダイエットしよう！」という気持ちになれますか？

あまり意欲がわいてこないのではないでしょうか。

じつは私もかつてはこのように、「とくに内臓脂肪は怖いんですよ」と患者さんを半ば脅して、ダイエットのモチベーションを上げてもらおうとしていました。

糖尿病や高血圧症などの生活習慣病を改善するには、治療だけに頼らず、生活習慣を改善することが不可欠です。

私ばかり張り切って「この薬を飲んでくださいね」と投薬治療しても、患者さん自身が自覚をもってやる気を出し、生活習慣を変えてくれないと、どうしようもないのです。

そこで内臓脂肪が健康を害する証拠となるデータなどを見せたりするのですが、みなさん、なかなかやる気になってくれません。

ビジュアルに訴えてみようと、動脈硬化の起こっている血管の図や模型を見せたり、患者さん自身の頸動脈の超音波画像の映像を見せたりしたこともあります。

「あなたの血管は、すでに動脈硬化が進行しはじめていますよ」と脅かし気味に説明すると、さすがに治療に対して前向きになります。それでも、その原因である**メタボを改善させ、予防しつづけることは容易なことではない**のです。

メタボリックシンドロームを構成する**生活習慣病は、脳卒中や心臓病、さらにがんなどの重大な疾患の原因でありながら、なかなか自覚症状があらわれません**。

このような事情から、**内臓脂肪を溜めないような生活を送るために、モチベーションを保ちつづけるのは大変なこと**なのです。

★人はほめられるとやる気になる

悩んだ末に、あるときから「やり方」を変えました。

「ほめて伸ばす」方式にしたのです。

「若返ってカッコよくなりましたよ！」

「前と全然違うじゃないですか！」

こうやってほめると、患者さんはガゼンやる気を出してくれるようになりました。

近年、「池谷医院」に来る患者さんの中には、脱メタボの成功者が増えつつあります。お腹ぽっこりの人がみるみるスリムになると、異常値を示していた検査データもどんどんよくなっていきます。

さらには、「せっかくやせてきたのだから、ちょっと腹筋も鍛えてみませんか」とすすめてみると、がんばって運動をして「先生、腹筋が割れてきたんですよ」とうれしそうに報告してくれる人もいます。

普通、「通院」なんてあまり楽しいものではないと思うのですが、うちの医院では脱メタボや若返りに成功した患者さんが**「ここに来るのは楽しい」**と通院してくださいます。

★やせたらモテる！ 人からほめられる！

何歳になっても、人には「下心」があると思うのです。

男性であれば、「女性にモテたい」とか「カッコイイですね！」とほめられたいとか、そういう気持ちって絶対にあるはずです。

女性も何歳になっても「ステキですね」「若いですね」といわれたら、うれしいですよね。

80代の女性でも「その年齢には、とても見えませんよ」というと、パッと笑みがこぼれて顔が華やぎます。

スリムで若々しい体を手に入れれば、人生は驚くほど楽しくなります。

ちょっと気になる人を食事に誘ったり、若い人たちに気軽に声をかけて飲みに行ったりもできると思うのです。

これがお腹がでっぷり出たおじさんだったら、あやしまれてしまうかもしれません。

また、**スリムになるとおしゃれも楽しくなります**。

それも高価なものを身につけなくても、ファストファッションの店などで買ったTシャツとジーンズをサッと身につけるだけで、それなりに決まります。結果、コストもかかりません。

だから、**「まずは『下心』をモチベーションに、スリムな体を手に入れましょう！」**と私は提唱したいのです。

「人生100年時代」といわれますが、これからは長生きする人が圧倒的に増えます。

長生きはいいけれど、太って生活習慣病になったり、膝を痛めて歩行困難になったりしたのでは、人生の熟年期が楽しめません。

スリムな体型で、どこにでも颯爽と身軽に出かけられる、そんなイキイキした毎日を過ごしたいですよね。

そこで何をモチベーションにするのかというと、「内臓脂肪を減らして健康寿命を延ばそう」などというよりも、まずは「好感度を高めよう、モテよう！」でいいではありませんか。

やせたら、人生が変わるのです。

やせたら、人生が輝きはじめるのです。

そのときにはじめて、**太っていることが、人生においてどれだけ大きなマイナスだったか**がわかるはずです。

★私も人生が変わった!

私自身、**30代のときの自分より、50代のいまのほうが断然、人生を楽しめている**実感があります。

それは私ばかりでなく、患者さんを見ていても如実に感じられることです。

スリムになって、キラキラ輝く人生を手に入れた人は、もう「リバウンド」なんてできません。人生の楽しさ、喜びを味わったら、元の体になんて戻りたくないはずです。

これからの人生、「もうこれでいいや」とあきらめて、お腹がでっぷりと出たおじさん、いかにも中年体型のおばさんのままで過ごしますか？

それとも若々しくスリムなスタイルで、これからの人生をイキイキ過ごすのと、どちらがいいですか？

私の提唱するダイエットは、**「人生を楽しむためのダイエット」「輝く人生を送るためのダイエット」**です。

これからの人生をより楽しむため、私と一緒にスリムな体を目指してがんばりましょう！

［目次］

50歳を過ぎても体脂肪率10％の名医が教える

内臓脂肪を落とす最強メソッド

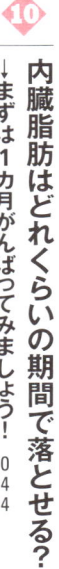

第2章……ラクラク池谷式メソッド①「プチ糖質制限」で、もうガマンしない!〈食べ方編〉 069

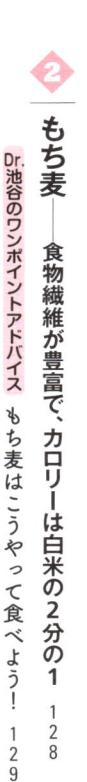

目次

第5章……ラクラク池谷式メソッド④

毎日続ければ劇的に変わる！〈シーン別 生活習慣編〉

5 果物、ナッツ、チーズ　211

序章 内臓脂肪ってそもそも何？ まずは知りたい代表的な10の疑問と答え

★いまさら聞けない10の疑問と答えを一挙紹介！

内臓脂肪は健康を損なう元凶となると述べましたが、なぜ内臓脂肪が体に悪いのでしょうか。そもそも内臓脂肪とは何でしょうか。

ここでは私がよく患者さんから聞かれる質問をもとに、内臓脂肪についてQ&A方式でわかりやすく説明していきたいと思います。

まずは知りたい
素朴な疑問

1

そもそも内臓脂肪って何？

↓脂肪には3種類あり、内臓脂肪は「お腹がぽっこり出る」のが特徴です。

ひとことで「脂肪」といいますが、じつは3種類あります。

❶ 皮下脂肪

文字どおり、**皮下、皮膚のすぐ下につく脂肪**です。

体温を維持したり、エネルギーを蓄えたり、外からの衝撃から身を守るクッションの役割を果たします。

❷ 内臓脂肪

お腹のまわりにつく脂肪です。

ぽっこりお腹の原因になり、その腹囲がメタボリックシンドロームの診断基準のひとつになります。

❸ 異所性脂肪

皮下脂肪、内臓脂肪に続く「第三の脂肪」といわれています。

皮下脂肪や内臓脂肪の脂肪組織に入りきらなくなった脂肪が、本来つくはずのない心臓や肝臓などの臓器やその周囲、さらには筋肉などに蓄積されたものです。

この3つをまとめて「体脂肪」と呼びます。

まずは知りたい
素朴な疑問
2

太っている人は、みんな内臓脂肪が多いの？

→肥満には「洋ナシ型肥満」と「リンゴ型肥満」があります。

脂肪の話をしましたが、肥満とは**「体脂肪が過剰に蓄積された状態」**のこと。**たんに体重の「重い、軽い」ではなく、「体脂肪」がどのくらいついているかが問題**なのです。

そして肥満には**「皮下脂肪型」**と**「内臓脂肪型」**があります。

皮下脂肪型肥満＝「洋ナシ型肥満」
内臓脂肪型肥満＝「リンゴ型肥満」

と呼ぶこともあります。

太っているからといって、全員が内臓脂肪が多いとは限りません。

太っていても内臓脂肪があまりついていない人もいれば、**内臓脂肪も皮下脂肪も両方**

しっかりついている人もいます。

一般的に**「内臓脂肪型肥満は男性に多い」**といわれています。また、**内臓脂肪は加齢とともにつきやすくなります**。

これに対して**女性は男性に比べると「皮下脂肪型肥満」タイプが多く、腰から太ももにかけて皮下脂肪がつきやすい**ものです。

しかし**女性も、過食と運動不足によって「内臓脂肪」が増えて、「お腹ぽっこり」現象が起こりますが、この傾向はとくに閉経後に目立つ**ようになります。

「内臓脂肪」のつきやすさには男女差のほか、人種差もあることが知られています。**日本人は欧米人に比べて、内臓脂肪がつきやすい**といわれます。

Dr.池谷のココがポイント！

01

一般的に「男性＝内臓脂肪」「女性＝皮下脂肪」がつきやすいが、女性も閉経後は「内臓脂肪」が増え、「お腹ぽっこり」になりやすい。

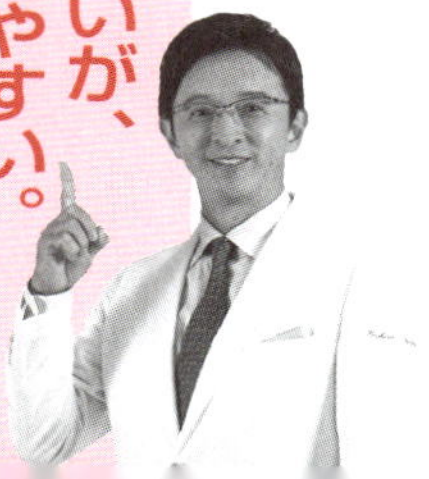

皮下脂肪型肥満と内臓脂肪型肥満

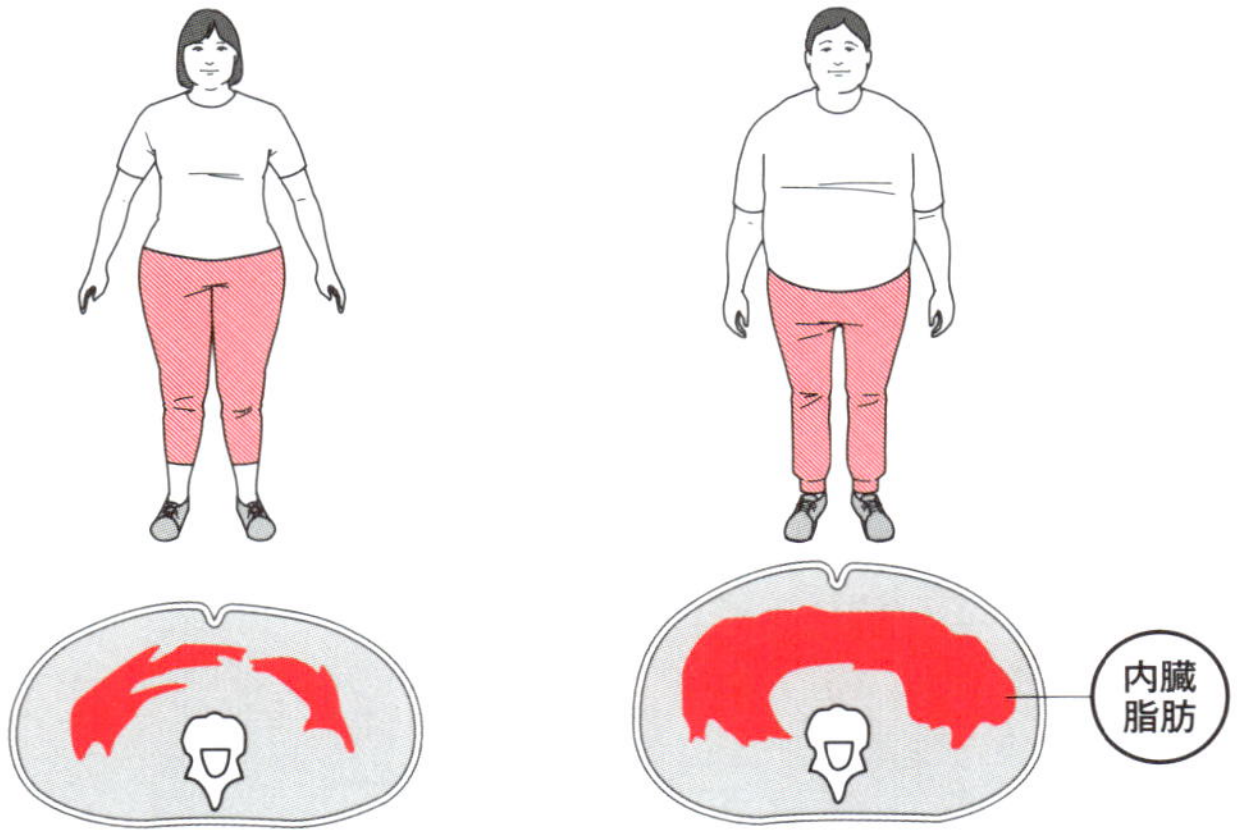

皮下脂肪型肥満（洋ナシ型肥満）

お腹だけでなく
お尻や二の腕、太ももなど
全身に脂肪がつくタイプ

内臓脂肪型肥満（リンゴ型肥満）

ウエストが男性85㎝以上、女性90㎝以上
お腹の中に脂肪がついて
お腹がぽっこり出ているタイプ

肥満のタイプ　男女の割合

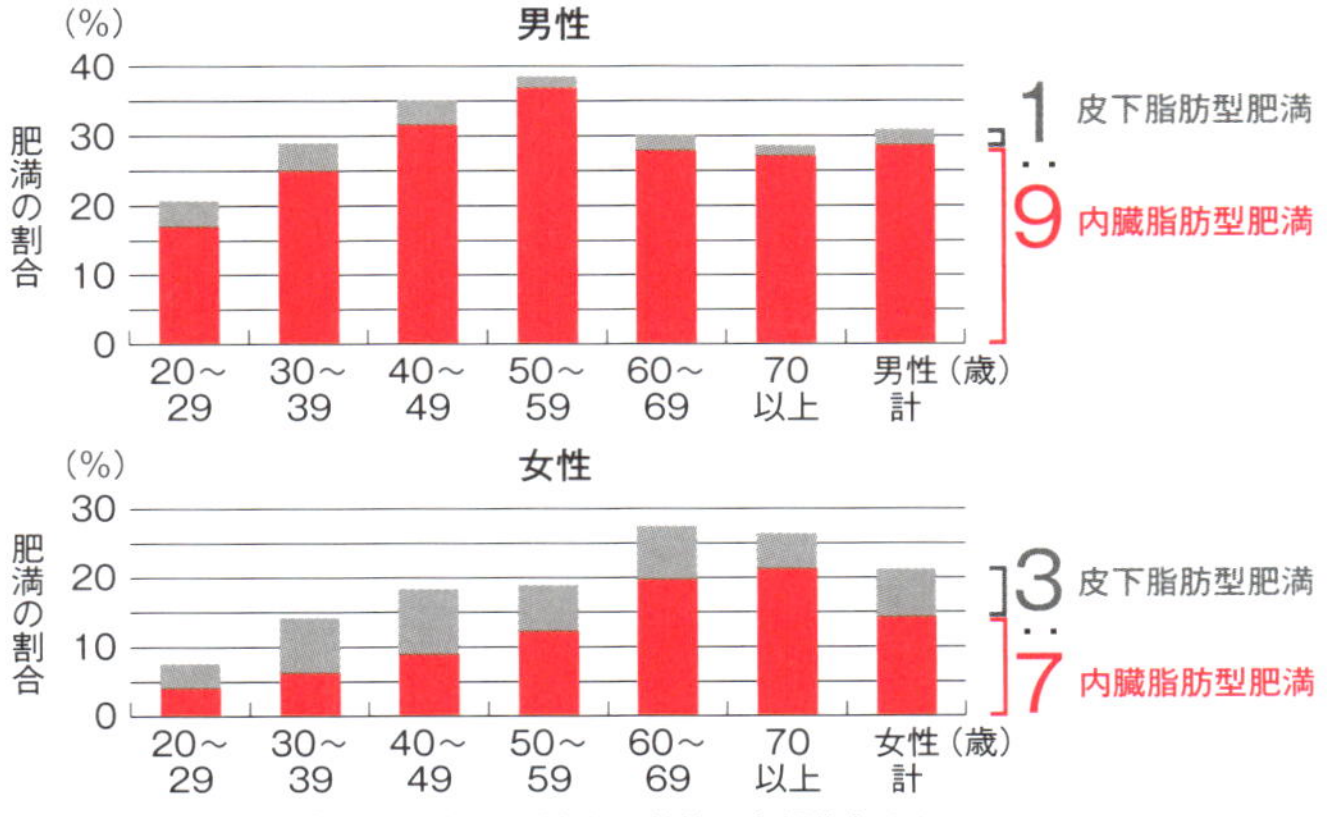

（出所）厚生労働省「平成22年国民健康・栄養調査報告」より

まずは知りたい
素朴な疑問

3

内臓脂肪は、お腹のどこにつくの？

→お腹の中の「腸間膜」という膜に蓄積します。

内臓脂肪というと、「胃や肝臓にベッタリついた脂肪」というイメージをもつ人が多いかもしれませんが、じつはこれは間違いです。

お腹を断面図にしてみると、**「皮下脂肪」の下には腹筋があり、その下につくのが「内臓脂肪」**です。

胃や腸のまわりには「腸間膜《ちょうかんまく》」という膜があり、腸を固定する役目をしています。**内臓脂肪は、この腸間膜に蓄積する**のです。

内臓脂肪が増えるにつれ、お腹が脂肪で埋め尽くされていき、次第に「お腹ぽっこり」の状態になります。

▶ 内臓脂肪はどこにつくか

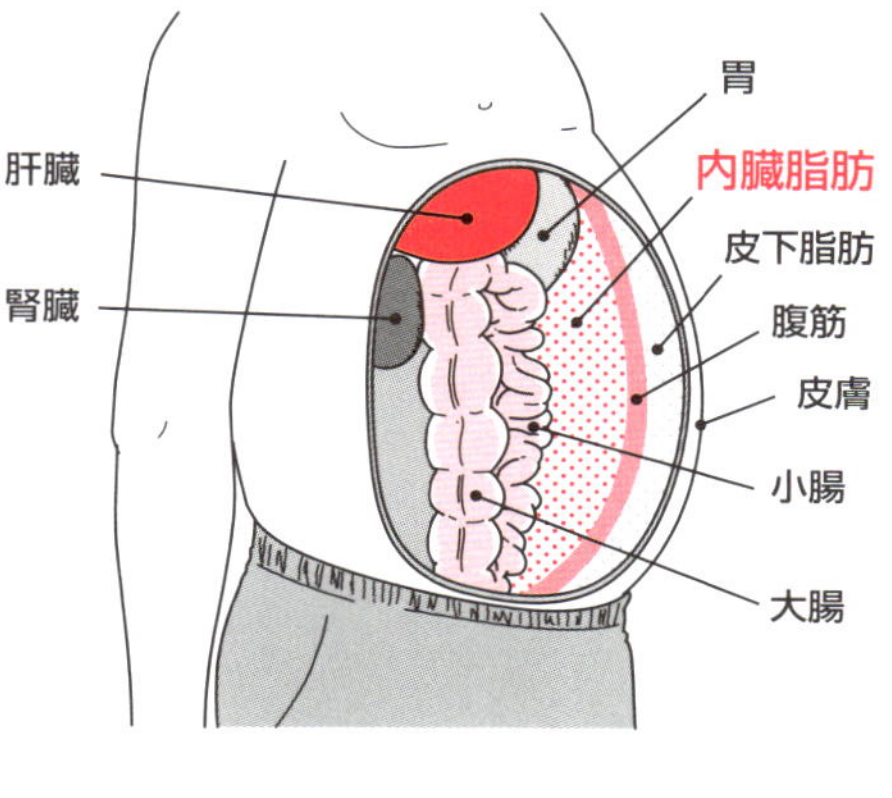

まずは知りたい
素朴な疑問

4

内臓脂肪は、自分でも測れる？

→簡易的であれば、自宅にあるメジャーで測ることができます。

内臓脂肪は正確には専用の機器を使って測りますが、**自分で簡易的に測ることもできます**。

内臓脂肪は腹囲と相関関係にあり、腹囲を測ることで、予測がつきます。

さらに次ページの図表を見ながら、ＢＭＩも計算してみてください。

次のような数字であれば「内臓脂肪型肥満」といえます。

- **腹囲　男性85センチ以上、女性90センチ以上**
- **BMI 25以上**

これは内臓脂肪の面積でいうと、ほぼ100平方センチメートル以上に相当します。

一般的に人は、歳を重ねると体重が増加します。20歳以降に増えた体重は、ほとんど

▶ BMIと腹囲を測ってみよう！

BMI ＝体重（kg）÷身長（m）÷身長（m）

（日本肥満学会の肥満度判定基準）

BMI	肥満度判定
18.5未満	低体重（やせ）
18.5～25未満	普通体重
25～30未満	肥満（1度）
30～35未満	肥満（2度）
35～40未満	肥満（3度）
40以上	肥満（4度）

腹囲の測定法

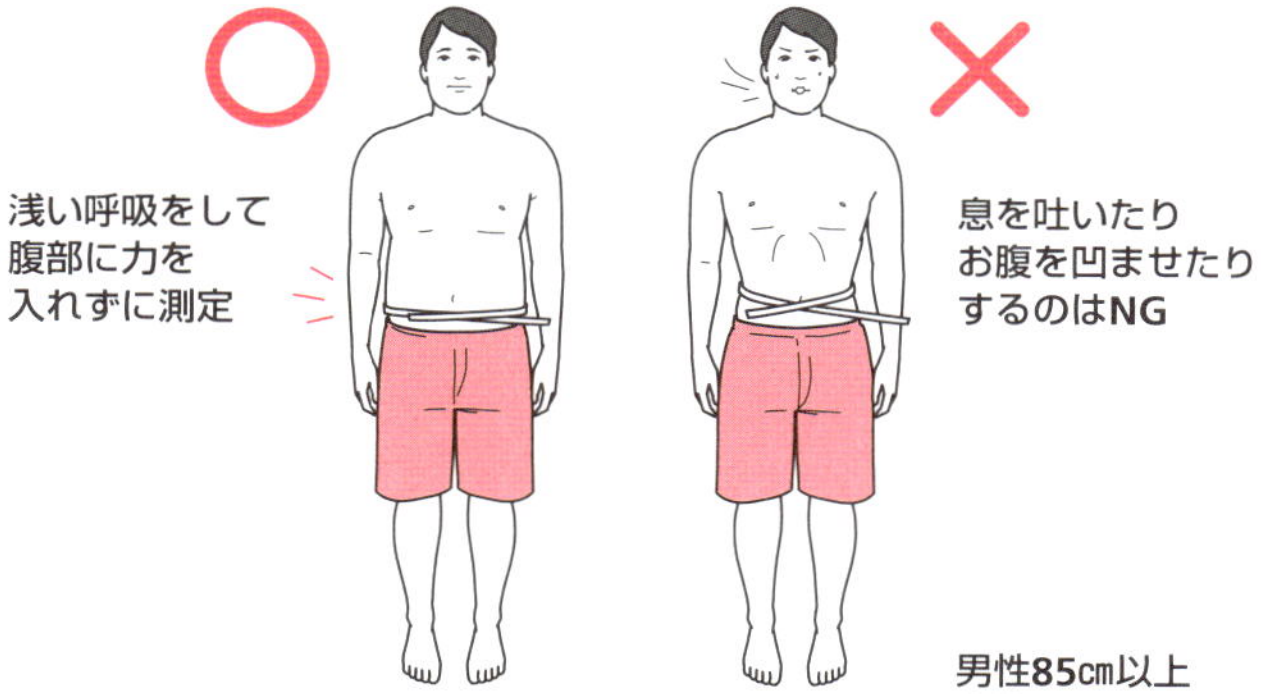
○
浅い呼吸をして
腹部に力を
入れずに測定
×
息を吐いたり
お腹を凹ませたり
するのはNG

男性85cm以上
女性90cm以上
で内臓脂肪型
肥満とする

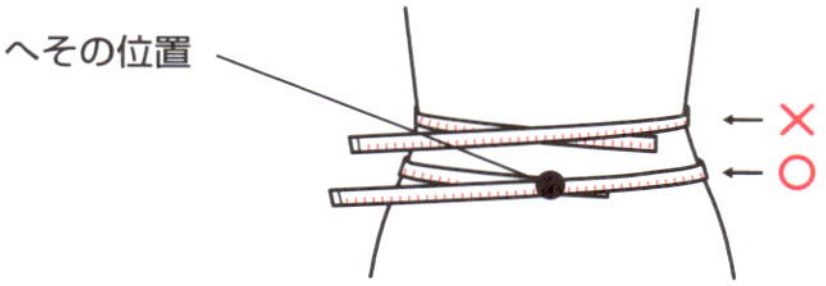
へその位置
×
○

〈注意点〉
・腹囲は腹部のいちばん細い部分ではありません。
・おへそのまわりを水平に、メジャーが腹部にくい込まないようにして測定しましょう。

が脂肪とされます。しかもそれは内臓脂肪である可能性が高いです。

あなたは20歳のときより体重が増えていますか？

10キロ以上増えているなら要注意です。本書をきっかけにしてダイエットに励みましょう。

まずは知りたい
素朴な疑問
5

やせている人は、内臓脂肪の心配はなし？

→内臓脂肪の量は見た目だけではわからない。本当にキケンなのは「隠れ肥満」。

「自分はやせているから内臓脂肪は関係ない」と思っていませんか？

じつは**それが間違っている場合もある**のです。BMIでも、簡易的に測る腹囲測定によっても、内臓肥満を正確には評価できないケースもあるからなのです。

一例を出しましょう。

サラリーマンのAさんは身長173センチ、体重は67キロです。見た目にはちっとも太っていないし、BMIも22と標準値です。

ところがこのAさん、じつは内臓脂肪が125平方センチメートルとかなり多く、内臓脂肪型肥満です。

一方、ラグビー選手のBさんは、身長176センチで体重は96キロ。BMIは31と肥満の部類に入ります。

ところがBさんの内臓脂肪は75平方センチメートル。AさんよりBMIは10近くも高いのに、内臓脂肪が少ないのです。体脂肪率も17％とちっとも肥満ではありません。

これはBさんが**運動をして体を鍛えているため、筋肉がしっかりついている**からです。

一方、Aさんは**ほとんど運動をしないので筋肉が少なく、脂肪が多い**のです。

▶やせていても要注意！「隠れ肥満」に気をつけよう！

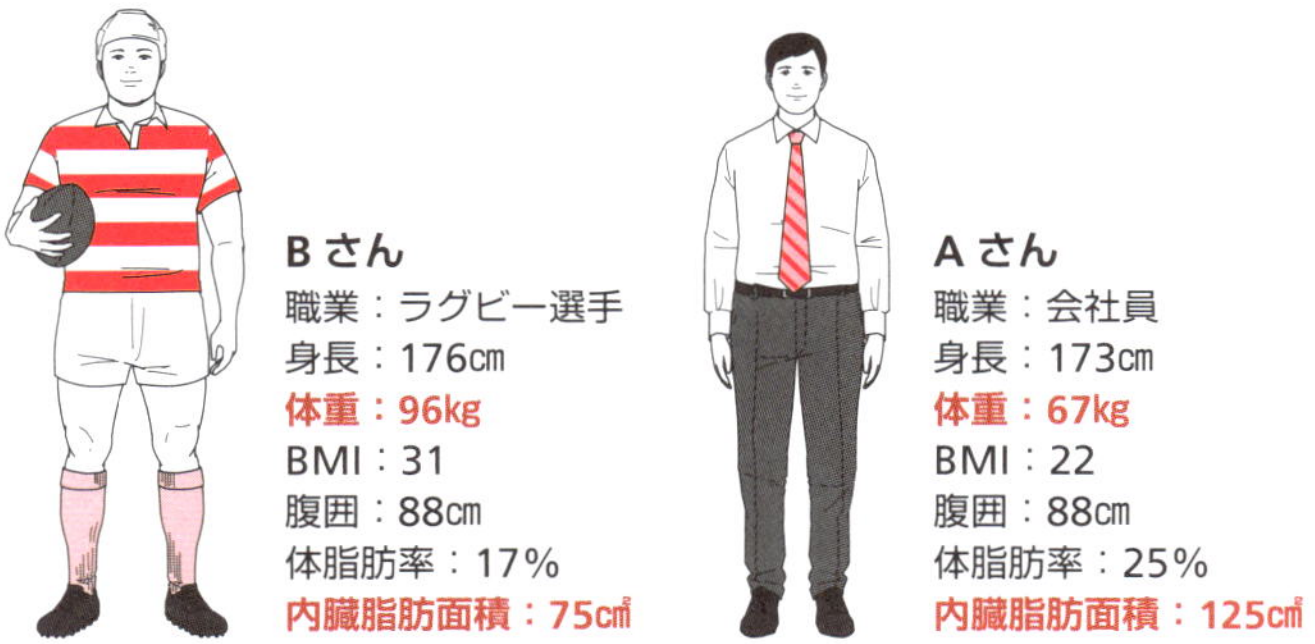

（出所）「内臓脂肪ラボ NAiBO」naibo.jpを参考に作成

見た目だけではわからない**「隠れ肥満」**、あなたは大丈夫でしょうか？

Dr.池谷の ココがポイント！

02

見た目だけでは、内臓脂肪の量はわからないケースもある。どんな人でも「隠れ肥満」のキケンあり。気をつけよう。

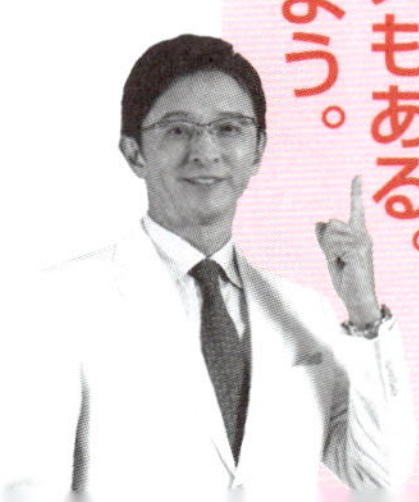

まずは知りたい
素朴な疑問

6

健康診断で「メタボリックシンドローム予備群」だといわれました。そもそもメタボって何？

↓内臓脂肪に加え血糖、血圧、脂質異常のうち、基準値超えが2つ以上重なった状態です。

「メタボリックシンドローム」、通称「メタボ」。
すっかり浸透した言葉です。

しかし、その基準を知っている人は意外と少ないかもしれません。

メタボは内臓脂肪の蓄積に加えて、「脂質」「血圧」「血糖」のうち2つ以上の項目が基準を超えている状態を指します。

詳しくは後述しますが、メタボは動脈硬化になるリスクが非常に高く、健康上、とてもキケンな状態です。

「予備群」と診断されたということは、おそらく内臓肥満があって、血圧、血糖、そして脂質のうちのいずれか1つの項目に異常をきたしている状態が考えられます。

じつはこの**「メタボ予備群」はかなり多い**のです。

厚生労働省の調査結果によると、**40〜74歳では、男性の2人に1人、女性の5人に1人が、メタボが強く疑われる（該当者）、または予備群**と考えられています。

また、**日本全体ではメタボの該当者は約960万人、予備群は約980万人**といわれています。

本格的なメタボになる前に、生活習慣の改善に努めるようにしてください。

まずは知りたい
素朴な疑問
7

内臓脂肪は落ちにくい?

→内臓脂肪はつきやすいが、「ちょっとした努力」でどんどん減らせます!

でっぷり突き出したお腹を見ると、

「この脂肪を落とすのは相当大変だろう」

「ちょっとやそっとのことでは落ちないだろう」

と恐れをなして(?)いる人もいるかもしれません。

でも大丈夫。**内臓脂肪は「落としやすい」**という特徴があるのです。

内臓脂肪は食べすぎや運動不足により急速に蓄積します。

しかしその一方で、**食事改善や運動などの**

▶ 減量早期における内臓脂肪と皮下脂肪の変化

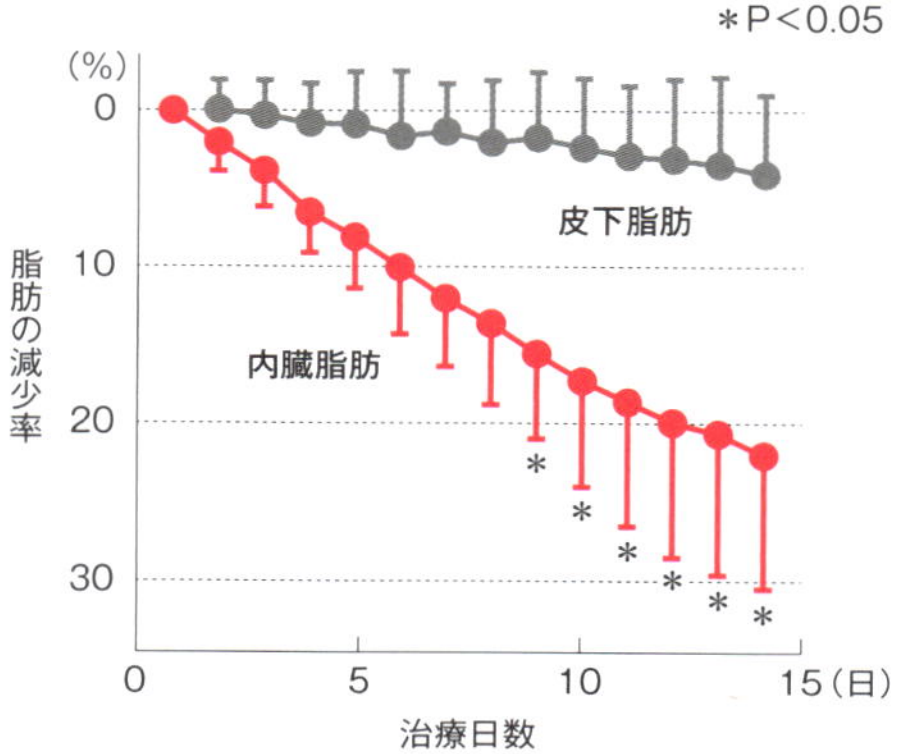

(出所) Li Y, et al. Exp Biol Med. 228, 2003, 1118-23.
より作図

エネルギー消費により、急速に減少するのです。

前ページの図を見てください。

減量を開始したときの内臓脂肪と皮下脂肪の変化をグラフ化したものです。**たった15日ですが、内臓脂肪がてきめんに減っていっています。**

これに対して、**皮下脂肪は15日程度では、そうそう減りません。**

内臓脂肪は食事や運動などちょっとの努力をするだけでも、減らすことができるのです。

いかがですか？

希望が見えてきたのではないでしょうか。

Dr.池谷の
ココがポイント！

03

内臓脂肪は「落としやすい」のが特徴。たった15日でも、内臓脂肪はてきめんに減らせる！

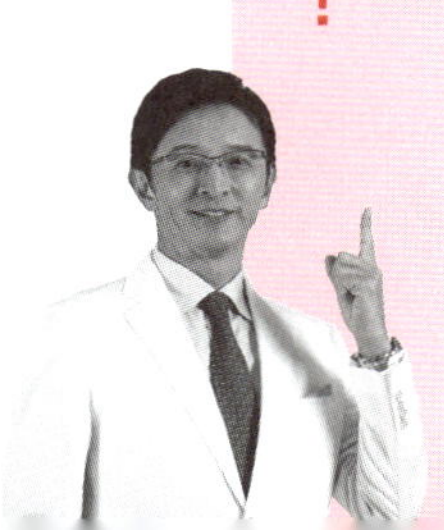

まずは知りたい
素朴な疑問

8 内臓脂肪を最速で減らすには、食事を抜けばいい？

→極端な食事制限はリバウンドを招くだけでなく、健康を害するのでＮＧ。

「内臓脂肪を落としましょう」「やせましょう」というと、「食べずにガマンする」というダイエットをする人がいます。

これは**絶対ＮＧ**です。

極端に食事を減らすと、脂肪と一緒に筋肉も落ちてしまいます。

すると**食事制限をやめたときに、筋肉の減ってしまったところに脂肪がつきます**。

詳しくは89ページ（サルコペニア肥満）で述べますが、この状態は健康上、とてもキケンです。

そもそも「食べない」ダイエットは続きませんよね。

ダイエットは「無理なく、続けること」ができるものでなければ成功しない、これは私自身の経験からも明らかです。

食べないのではなく、かしこく食べて、上手にやせましょう。

まずは知りたい
素朴な疑問
9

内臓脂肪を減らすには「腹筋」すればいい？

↓内臓脂肪は運動だけでは減らせない。「食生活の改善＋運動」でリバウンドしない体質を目指そう。

出っ張ったお腹を引っ込めようと一生懸命に腹筋運動……。

よくある光景ですが、残念ながら**一般的な腹筋運動には、内臓脂肪を減らす効果はほとんど期待できません**。

ここでいう腹筋運動とは、膝を固定して、腕を頭の後ろに組んで上半身を90度まで起こす、例のあの運動です。

この運動は、**腹筋ではなく、主に太ももの前の筋肉を使って起き上がっている**のです。むしろ**ボール蹴りや膝蹴りに近いようなパターン**といえます。

太ももを鍛える運動にはなるけれど、お腹ぽっこりの解消はおろか、腹筋もつきにくいのです。

腹筋をつけるための運動は165ページで紹介しています。

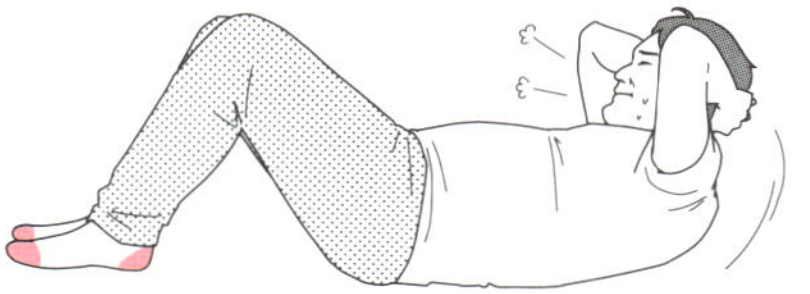

お腹ぽっこりを解消するためには、やはり「食生活の改善＋運動」が最も王道であり、近道です。

まずは知りたい
素朴な疑問
10

内臓脂肪はどれくらいの期間で落とせる？

→まずは1カ月がんばってみましょう！

内臓脂肪はどれくらいの期間がんばれば落とせるのか、これもよく聞かれることです。

もともとどれくらいの脂肪がついていたか、どのくらい食事や生活改善をするかにもよりますが、ひとつの例として、次のような調査結果があります。

次ページの表は、東京都内で勤務する事務職の男性7名（25〜57歳）に対して減量指導をした調査です。

指導は1日1万歩の歩行と食事指導を行っています。

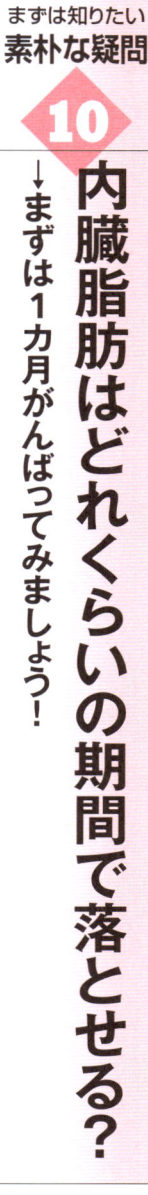

調査前の内臓脂肪の平均は145・7平方センチメートル。

なかなかの肥満です。

しかし4カ月後には、約123平方センチメートルと、約23平方センチメートル減少。体重も平均で約3キロ落ちています。

がんばれば、その分、結果が出やすいのです。

ですから、75ページの「体重・腹囲チェックシート」を参考にしながら、まずは1カ月をめどにがんばってみましょう！

内臓脂肪が減少するとともに腹囲もみるみる減っていきますから、ダイエットがどんどん楽しくなっていくはずです。

▶歩数、摂取カロリー、体重、皮下脂肪面積、内臓脂肪面積の減量期間前後における変化

	減量期間前	減量期間後	変化量
歩数（歩／日）	6,914 ±2,260	11,714 ±1,800	4,800 ±1,450
摂取カロリー（kcal／日）	2,401 ±663	2,012 ±514	−389 ±619
体重（kg）	78.2 ±11.0	75.3 ±10.5	−2.9 ±2.9
皮下脂肪面積（㎠）	201.4 ±64.2	193.9 ±74.3	−7.5 ±14.0
内臓脂肪面積（㎠）	145.7 ±37.4	122.9 ±48.0	−22.8 ±21.5

（出所）Imaizumi, et al. Bulletin of the Physicak Fitness Research Institute No.89, 1995, 24-31. より作表

Dr.池谷の
ココが
ポイント!

04

内臓脂肪は、いわゆる腹筋運動をしても落ちない。食事を抜くのもＮＧ。「正しい方法」を知ろう。

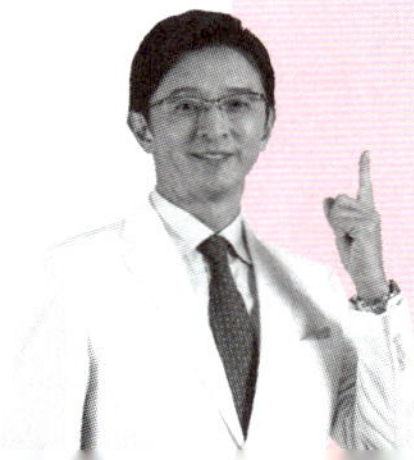

第1章……内臓脂肪はこんなに怖い！10大リスクを知ろう！あなたは大丈夫？

★内臓脂肪には「10大リスク」が潜んでいる

内臓脂肪の困ったところは、「見た目がカッコ悪い」以上に、**私たちの体に悪影響をもたらし、さまざまな病気のリスクを上げてしまう**ところにあります。

体脂肪の中でも、**内臓脂肪は本当に「タチが悪い」**のです。

この章では内臓脂肪がなぜ健康を損ねるのか、どんな病気のリスクを高めるのか、10項目にまとめてみました。

ホントは怖い
10大リスク
1

内臓脂肪は「高血糖」「糖尿病」を引き起こす

代表的な生活習慣病である**「糖尿病」**と、食後に血糖値が過剰に上昇する**「食後高血**

糖」……。

これらはいずれも**内臓脂肪によって引き起こされる可能性**があります。

まず**内臓脂肪が増えると、「インスリン」の働きが弱くなる**ことがわかっています。

インスリンはすい臓から分泌され、血中の糖分（血糖）を全身の細胞に取り込むように働きかけ、血糖値を下げるホルモンです。

では、なぜ内臓脂肪が増えると、インスリンの効き目が悪くなるのでしょうか。

理由はいくつかあります。

ひとつは、脂肪が蓄積されて大きくなった脂肪細胞から分泌される、生理活性物質「アディポサイトカイン」の一種の、「TNF-α」「レジスチン」が原因とされます。

これらの物質はインスリンの働き（血中の糖を細胞に取り込む）を阻害してしまうのです。

さらには、内臓脂肪が溜まると「アディポネクチン」という、血糖を細胞に取り込むことを促すアディポサイトカインの一種の分泌が減ってしまいます。

要は、**ダブルでインスリンの働きを邪魔する**わけです。

インスリンの働きが悪くなると、食後の血糖値が異常に上昇するので、体は「もっとインスリンを出さなければ！」と、さらなるインスリンを分泌しようとします。

過剰となったインスリンは、少し時間をかけながら血糖を下げつづけ、逆に低血糖をも引き起こすことさえあります。

コントロールを失った血糖値が、食後にジェットコースターのように上下することで、倦怠感や空腹感などの自覚症状があらわれると、運動不足と過食に陥りやすくなり、内臓脂肪の蓄積とインスリンの関係はますます悪くなってしまうのです。

さらに、困ったことがあります。

インスリンには脂肪細胞に脂肪を溜め込むという働きがあるのです。**過剰なインスリン分泌によって、内臓脂肪がますます増えてしまう**のです。

このような状態が長く続くと、やがてすい臓のインスリンを分泌する能力も限界に達してしまいます。

こうして、**食後のみならず空腹時も血糖値が高く推移する糖尿病（二型糖尿病）へと進んでしまう**のです。

糖尿病の前段階である糖尿病予備群の状態であっても、食後の高血糖が動脈硬化や認知症、がんのリスクを高めることがわかっており、いまや深刻な問題になっています。

ホントは怖い10大リスク

2 内臓脂肪は「高血圧」を引き起こす

インスリンの過剰分泌は、別の困った問題も引き起こします。

それが**「高血圧」**です。

インスリンと高血圧は一見あまり関係なさそうですが、じつは大いに関係しています。**過剰なインスリンは交感神経を刺激するなどして、高血圧を引き起こしてしまう**のです。

また、肥大した脂肪細胞からは血管を収縮させる作用をもつ「アディポサイトカイン」も分泌され、これも**血圧を上げる一因**となります。

中高年になると高血圧の人はとても多くなりますが、放っておくと脳卒中や心臓病などの怖い病気が起こりやすくなり、要注意です。

降圧剤を飲んでいる人も多いのですが、**高血圧は食事や運動に気をつけて「自分で」治す努力をすること**によって、**内服薬を減らしたり、時には治療を中止することだって**

可能な場合もあるのです。高血圧を正常化へ向ける方法のひとつが、減量、すなわち内臓脂肪を減らすことなのです。

ホントは怖い
10大リスク
3

内臓脂肪は「動脈硬化」を引き起こす

内臓脂肪の蓄積と**「動脈硬化」**の進行は、密接に関係しています。

動脈硬化になると血管が狭くなります。そこに血液が詰まると心筋梗塞、脳梗塞が起きてしまうのです。これは突然死にもつながりかねない怖いことです。

では、なぜ内臓脂肪の蓄積が動脈硬化を引き起こすのでしょうか。

まず先に述べた「アディポサイトカイン」の一種の「アディポネクチン」を思い出してください。

「アディポネクチン」は糖尿病や動脈硬化を防ぐ物質ですが、**内臓脂肪が蓄積すると**

その分泌が減り、動脈硬化を起こしやすくなるのです。

さらに「アディポサイトカイン」の一種に「PAI-1（パイワン）」という物質があります。

この物質は、内臓脂肪が増えると多く分泌されることがわかっています。

このPAI-1が増えると血液の塊である血栓ができやすくなり、これも動脈硬化やその結果生じる血管事故の原因となります。

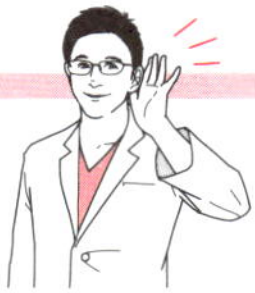

Dr.池谷の耳寄りコラム ▼

「悪玉コレステロール」より怖い！「超悪玉コレステロール」

「LDL（いわゆる悪玉）コレステロール」が増加すると動脈硬化のリスクが高まることは、みなさんご存じのことでしょう。

では、「超悪玉コレステロール」の存在を知っていますか？

じつは、「LDLコレステロール」にはさまざまなサイズのものが混在していて、とくに「小型のＬＤＬコレステロール」は血管壁に入り込みやすく、また酸化されやすいことなどから、「超悪玉コレステロール」と呼ばれているのです。

「小型ＬＤＬコレステロール」は、特別な場合を除いて検診や日常診療においては測定されることはなく、直接その数値を知ることはできません。ただ、血中の中性脂肪値が高くなると、「小型ＬＤＬコレステロール」が増えることがわかっているのです。

メタボリックシンドロームでは、中性脂肪値が高くなる傾向が強まりますが、その背景には「超悪玉コレステロールの増加」が潜んでいることを忘れないでください。

ホントは怖い
10大リスク
4

内臓脂肪の蓄積は、「がん」の発症リスクを高める

驚くべきことに、**内臓脂肪は「がん」の原因にもなります**。

国際がん研究機関（IARC）では、4万人以上を対象とした研究から、**「内臓脂肪ががんの発症リスクを高める」**と報告しています。

それによるとリスクが高まるのは、大腸がん、食道がん、胃がん、肝臓がん、胆のうがん、すい臓がん、子宮がん、卵巣がん、腎臓がん、乳がんと、じつに**10種類もある**としています。

しかも**腹囲が増えるごとに、がんの発症リスクが高まる**というのです。

なぜ内臓脂肪ががんを引き起こすのでしょう？

まずは、**内臓脂肪はさまざまな「炎症物質」を放出して、体のあちこちで慢性の炎症を引き起こします**。

これが、がんの発症や進行に関係するといわれています。

また、近年とくに注目されているのは、**内臓脂肪から放出される「FGF2」という物質**です。この物質に**がん化を促す作用がある**ことが明らかになっています。

アメリカではすでに**「がんと肥満の関連」**はかなり知られているようです。

米国立衛生研究所（NIH）は**「予防可能ながんの最大因子は喫煙だが、肥満はこれを追い越そうとしている」**と発表しています。

がん予防のためにも内臓脂肪の撃退が大事です。

ホントは怖い
10大リスク
5

内臓脂肪の蓄積は、「認知症」の発症リスクを高める

内臓脂肪と認知症、まったく関係なさそうなこの2つが、じつは大いに関係している

のです。

アメリカの研究では、**中年期に腹部肥満だった人は、高齢期以降にアルツハイマー型認知症を発症するリスクが3倍高くなる**ことがわかっています。

そして、アジア人を対象とした研究においても、メタボリックシンドロームでは認知症の前段階である軽度認知障害の発症リスクが1・46倍高まることも報告されています。

内臓脂肪の蓄積を背景としたメタボリックシンドロームは、**動脈硬化の原因**となり、**認知症につながる脳梗塞や脳出血の発症リスク**を高めます。

また、血糖を下げるインスリンには神経を保護する作用がありますが、メタボリックシンドロームになるとインスリンの働きが悪くなることから、その保護機能が低下して脳神経の変化が進む可能性もあります。さらに**高血糖の状態が、記憶を担う脳の「海馬」という部分の萎縮を促し、記憶力の減退に拍車をかける**可能性も考えられています。

逆に、**若いうちからメタボリックシンドロームを改善することで、認知症の予防ができる**とともに、**仮に認知症になったとしても、その進行を緩やかにすることに役立つ**と考えられます。

認知症を予防するためにも、内臓脂肪を減らすことが大切なのです。

ホントは怖い
10大リスク
6

内臓脂肪は「肩こり」「腰痛」を引き起こす

「別に肩がこるようなことをしていないのに、なぜか肩こりがする」
「最近は、なぜか腰痛がひどいんだよね」

原因不明の肩こり、腰痛。
その原因がじつは「内臓脂肪」にあるかもしれません。

内臓脂肪がつくと、お腹が出ます。するとバランスをとるために、反り返る形になります。

この姿勢は**腰や背中にかなりの負担をかけるため、肩こりや腰痛の原因となります**。
見た目としても、カッコイイとはいえません。

若々しさは姿勢とも大きく関係します。

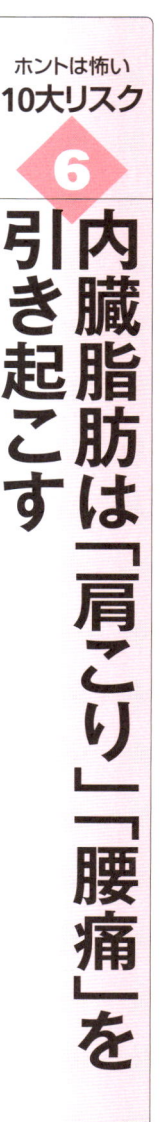

お腹を突き出して体をゆすって歩く姿は、いかにも「中年」ですが、シャキッとした姿勢の人は若く見えるものです。

内臓脂肪を減らすことはこりや痛みを軽減するばかりでなく、若々しい見た目も手に入れることにもなるのです。

ホントは怖い
10大リスク
7

内臓脂肪はさらなる「食欲」の引き金になる

「内臓脂肪が増えれば増えるほど、食欲が抑えづらくなる」という困った現実があるのをご存じでしょうか。

これはいったいどういうことなのでしょう。

「レプチン」というホルモンがあります。

これは脂肪細胞から放出されるホルモンで、脳の満腹中枢に対して「お腹いっぱい」というサインを送り、食欲を抑制します。

普通は脂肪が増えるにしたがって「レプチン」の放出量も増えるため、体重を適正に保つことができます。

しかし内臓脂肪が増えすぎてしまうと、この「レプチン」に対する脳の感受性が低下して、**お腹いっぱいになっても、食欲を抑えることができなくなる可能性がある**のです。

つまり、**太りすぎてくるとかえって食欲が収まりにくくなり、ますます太りやすくなっていくという悪循環**に陥ってしまう危険性があるのです。

よく、太っている人ほど食欲を抑えきれないといいますが、その一因が「レプチン」の感受性低下（レプチン抵抗性）にあると考えられています。

私の提唱する**「池谷式メソッド」は、そんな食欲が抑えられない状況を踏まえながらダイエットができるように考えられています**。

ホントは怖い
10大リスク
8

内臓脂肪の蓄積は、「便秘」や「頻尿」を引き起こす

トイレに行ってもスッキリしない、お腹が張ってつらい……。

便秘で悩んでいる人は、男女ともに非常に多いものです。

じつは内臓脂肪が増えると、**「便秘」**になりやすくなります。


その原因のひとつには、**お腹に脂肪がつくと「物理的」にお腹が圧迫**されることがあります。


腸は「ぜん動運動」といって、自ら動いて食べ物を消化・吸収していますが、「スペース」がなければ当然動きが制限されてしまいます。

同じ理由で、膀胱が圧迫されることで**「頻尿」**も起こります。

「夜中にトイレに起きる回数が増えた」と感じているなら、それは内臓脂肪のせいかもしれません。

また内臓脂肪が増えると血行が悪くなり、これは体の冷えを呼び、それも便秘の原因となります。

ホントは怖い
10大リスク
9

内臓脂肪は「加齢臭」を引き起こす

「ぽっこりお腹」とともに、中年のお悩みの定番ともいえる**「加齢臭」**。

加齢臭で困るのは、**周囲に不快な思いをさせてしまう**ことと、**自分では気づきにくい**ことです。

「お父さんの枕、クサーイ！」

などと家族に文句をいわれるだけならまだしも、職場や外出先で身の置きどころのない思いをしている人も多いと思います。

驚くべきことに、この**加齢臭も、また内臓脂肪と関係**しているのです。

加齢臭の原因となるニオイは「ノネナール」という成分です。

この成分はじつは血中の脂肪（遊離脂肪酸）が分解されてできるもの。

頭、耳のまわり、首の後ろ、胸元、わきの下、背中など皮脂の多く出るところは「ノネナール」の分泌も多くなります。

皮下脂肪に比べて、内臓脂肪は分解されやすいといいましたが、**内臓脂肪が多くなると、血中の脂質が増え、「ノネナール」の量も増える**ことになります。

また、「ノネナール」は脂肪を多く含む「汗」にも含まれます。

体脂肪の多い人は汗をかきやすいものですが、その分、ノネナールが発生しやすいともいえます。

「ニオイ」は人の印象を大きく左右してしまうもの。

そうでなくても、人間は年をとるだけでも「ノネナール」が分泌されやすいのです。

そして**男女関係なく加齢臭はあります**。

家庭や職場で「スメルハラスメント」などといわれないためにも、内臓脂肪を減らしましょう。

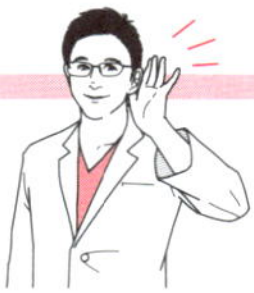

Dr.池谷の耳寄りコラム

▼加齢臭は40歳を過ぎると、増える傾向にある？

先に説明した「ノネナール」をつくり出す材料のひとつに「9‐ヘキサデセン酸」という物質があります。

この「9‐ヘキサデセン酸」は体内の脂肪をもとにしてつくられますが、年齢とともに増えていくことがわかっています。ということはノネナールも自然と増えるわけです。

個人差はあるものの、たいてい40歳を過ぎるころから「ノネナール」は増えるといわれます。

加齢によって「ノネナール」が増加するところに加えて、内臓脂肪をたっぷり溜め込むことで、加齢臭の生成が加速してしまうというわけです。

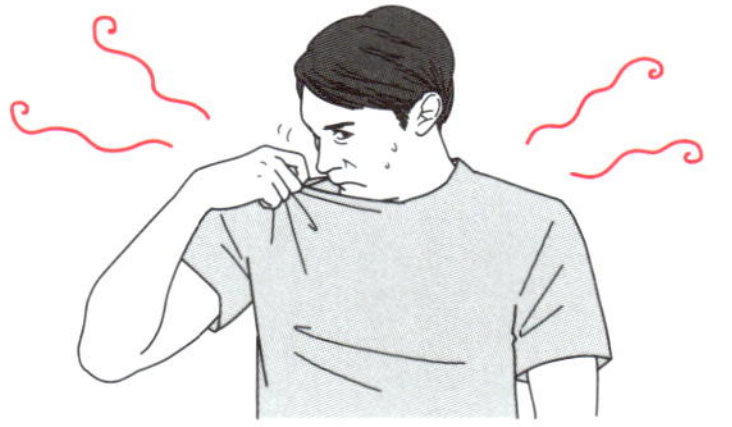

▶ 40歳を境に増える傾向にあるニオイ物質「ノネナール」

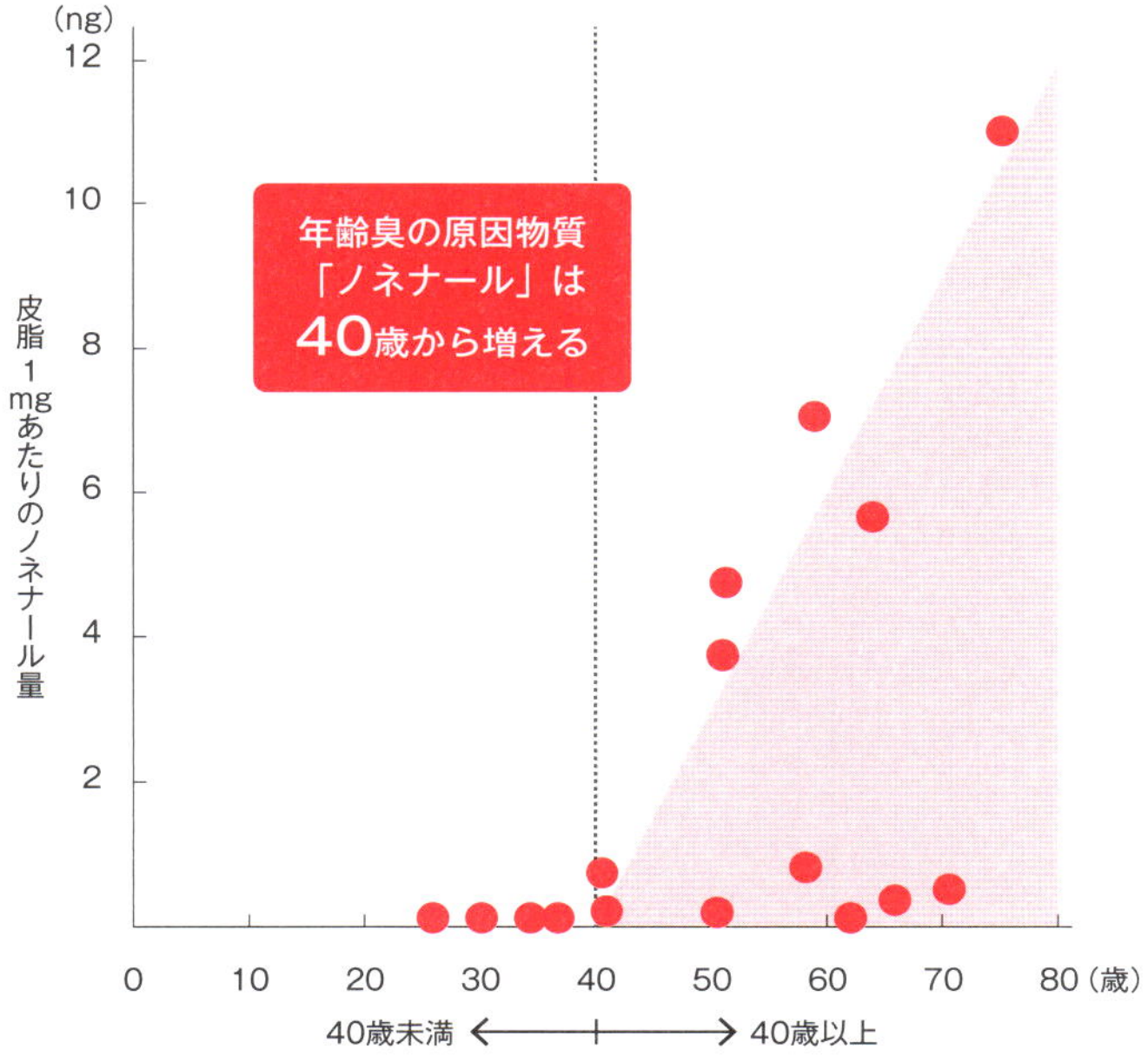

（出所）The Journal of Investigative Dermatology.vol.116,4,520-524,2001（改変）

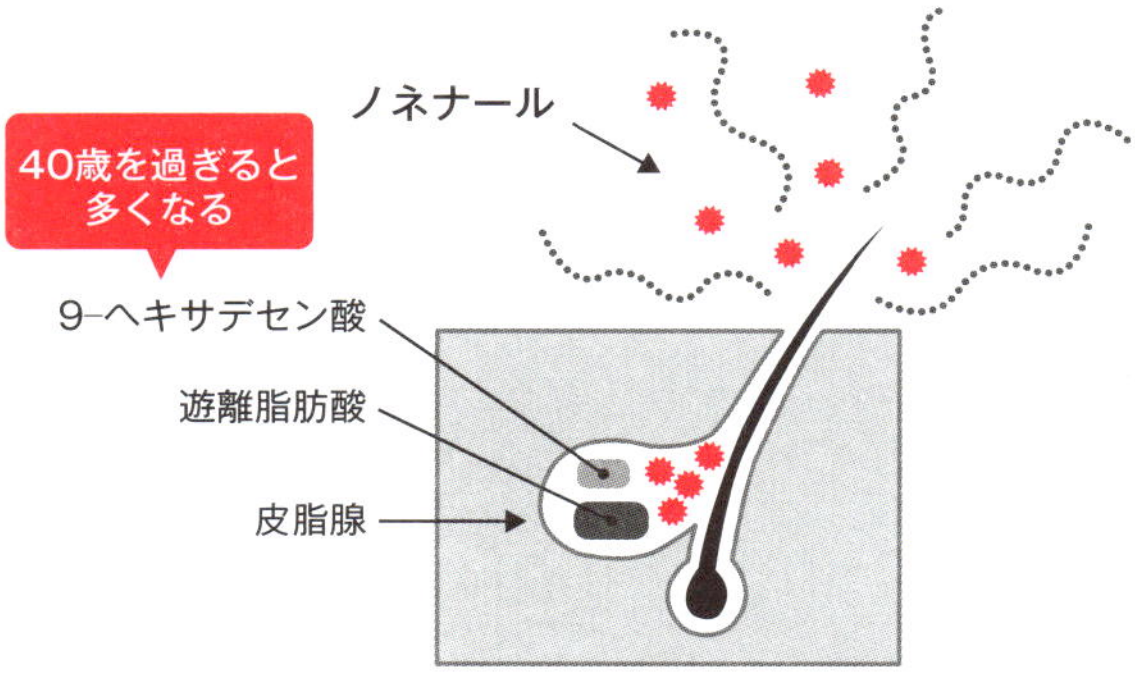

（出所）「内臓脂肪ラボ NAiBO」naibo.jp

「お腹ぽっこり」をなくせば、ニオイさえも軽減して、さらに「モテ」が期待できるかもしれません。

ホントは怖い
10大リスク
10

内臓脂肪が増えると「死亡リスク」が高まる？

ちょっと怖い話になってしまいますが、**内臓脂肪が多いと「死亡リスク」が高まる**という報告があります。

アメリカのメイヨー・クリニックが18歳以上の一般人1万2785人を対象として行った調査があります。

それによると、**BMI（35ページ参照）が「普通体重」であっても、内臓脂肪型肥満と判断された人は、そうでない人に比べて、死亡リスクが2倍以上高まる**ことがわかったといいます。

とくに、心血管疾患における死亡リスクは2・75倍にもなるとされています。

「お腹は出ているが、体重は標準の範囲内だから大丈夫」と安心してはいられないということです。

主に内臓脂肪がさまざまな生活習慣病を引き起こす話をしてきましたが、寿命まで縮めてしまったら、どうしようもありません。

ご自分のためにも、大切な人のためにも、危機意識をもって内臓脂肪を減らす努力をしていただきたいと思います。

では、いったいどうすれば内臓脂肪を落とせるのか。

内臓脂肪を落とす、簡単な方法はあるのか。

さっそく、次章から、**池谷式「内臓脂肪をラクラク減らすダイエットメソッド」**を紹介していきます。

Dr.池谷の
ココが
ポイント！

05

内臓脂肪は「見た目の問題」だけでなく、健康を損ねる「10大リスク」があることを知ろう。

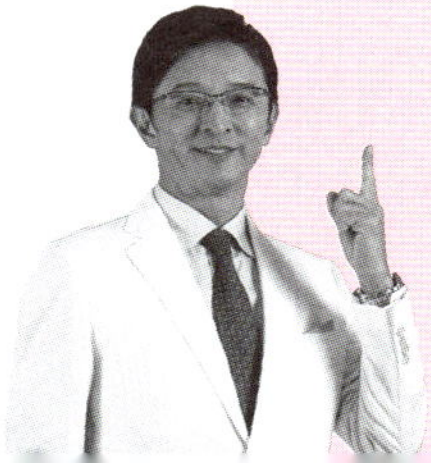

第2章

ラクラク池谷式メソッド①

「プチ糖質制限」で、もうガマンしない！

〈食べ方編〉

★意志が弱い人、何回も失敗した人でも大丈夫な「最強のダイエット」

ここまでお読みいただいた人は、

「よ〜し、お腹ぽっこりを撃退しよう」

「がんばってやせて、スリムな体になろう！」

という意欲に燃えてくださっているのではないでしょうか。

ここからは、内臓脂肪を効果的に減らす方法をお伝えしていきます。

内臓脂肪を減らすにはどうすればいいか、その答えはただひとつ、「ダイエット」です。

内臓脂肪だけをピンポイントで落とす方法はなく、やるべきことは「ダイエット」に尽きるのです。

でもそのダイエットができていれば、そもそも「お腹ぽっこり」にはなりませんよね。

私の方法は**意志が弱い人、ダイエットに何回も失敗してきたという人でも大丈夫**です。

本当に我ながら完成度が高く、**「最強のダイエット」**といっていいほど価値がある方法だと思っています。

★「池谷式メソッド」は「ラクラク、簡単、続けやすい」！

池谷式メソッドは、このような特徴があります。

★コンビニで調達OK！
★甘いものもOK！
★お酒もOK！
★飲み会、会食もOK！
★しっかり食べてお腹も満足！
★つらい運動は一切不要！
★日常生活のちょっとのコツでやせられる！

「これで本当にダイエットができるの？」と驚く人も多いかもしれません。
でも、本当にこれが池谷式メソッドなのです。
もちろん、お菓子を無制限に食べてOKとか、好きなものを好きなだけ食べていい、ということではありません。

ダイエットでいちばん大事なことは「続けられること」、そして**「習慣にできること」**だと思います。

厳しい食事制限やハードな運動は、ダイエット効果は高いかもしれませんが、結局は続きません。**ガマンした分、リバウンドもしやすい**のです。

これは私自身が過去の失敗経験から学んだことです。

でも無理やガマンをなるべく減らした、苦にならないダイエットであれば続けられます。

多くの人は、甘いものがやめられないとか、会食続きでどうしてもカロリーオーバーになってしまうとか、**「太ってしまった理由」がある**と思います。

しかし、それに対して、

「甘いものは一切やめましょう」

「外食はやせるまで禁止です」

「毎日1時間走ってください」

といっても、ちょっとハードルが高すぎますよね。

そもそも、それができていれば太りません。

そうでなくても私のところにいらっしゃる患者さんは、それはもういろいろなことを訴えてきます。

「先生、やっぱり甘いものがやめられないんです」

「私は1日5分も時間がとれません。もっと簡単にできる運動はないですか？」

「そもそも運動が大嫌いです」

「仕事で週3回は接待があって、食べないわけにはいかないんです」

このような「難易度」の高い要望を出されて、そのたびに私も必死に考え、試行錯誤の末に完成したのが「池谷式メソッド」です。

私自身もこの方法で15キロ以上のダイエットに成功しました。いまでも体重維持のために、このダイエット法を続けています。

そう、**続けてもまったく苦にならないのが「池谷式メソッド」**なのです。だからこそ、本当に自信をもって、みなさんにおすすめできるのです。

私を信じて、ぜひ挑戦してみてください。

★まず「ダイエット計画」を立てよう

最初にあなたのダイエット計画を立ててみましょう。

ダイエットを始めると内臓脂肪がまず先に落ち、それから皮下脂肪が落ちていきます。40ページでも述べたように、**皮下脂肪は一度つくとなかなか落ちませんが、内臓脂肪は落ちやすい**のです。

落ちる過程としては、内臓脂肪が落ち切ってから皮下脂肪が落ちるのではなく、途中から同時進行になっていきます。

どの時点でダイエットを終了するかは、自身の体型によって決めればいいと思います。**全体的に太っていないが、お腹だけが出ているという人は、お腹が凹んだらそこで終了すればいい**のです。

ある程度、脂肪が落ちたら、そのまま維持してもいいし、そこからさらにカッコイイ体を目指してトレーニングを始めてもいいでしょう。

まずは次ページの「体重・腹囲チェックシート」を4週間（約1カ月）記録して、あなたのダイエット計画を立ててみてください。

▶ 体重・腹囲チェックシートを使って「ダイエット計画」を立てよう!

☀…起床時　☽…就寝時

	1週目	2週目	3週目	4週目
月	☀ kg	☀ kg	☀ kg	☀ kg
	☽ kg	☽ kg	☽ kg	☽ kg
火	☀ kg	☀ kg	☀ kg	☀ kg
	☽ kg	☽ kg	☽ kg	☽ kg
水	☀ kg	☀ kg	☀ kg	☀ kg
	☽ kg	☽ kg	☽ kg	☽ kg
木	☀ kg	☀ kg	☀ kg	☀ kg
	☽ kg	☽ kg	☽ kg	☽ kg
金	☀ kg	☀ kg	☀ kg	☀ kg
	☽ kg	☽ kg	☽ kg	☽ kg
土	☀ kg	☀ kg	☀ kg	☀ kg
	☽ kg	☽ kg	☽ kg	☽ kg
日	☀ kg	☀ kg	☀ kg	☀ kg
	☽ kg	☽ kg	☽ kg	☽ kg

週末の体重	週末の体重	週末の体重	週末の体重
☀ kg	☀ kg	☀ kg	☀ kg
☽ kg	☽ kg	☽ kg	☽ kg
腹囲 cm	腹囲 cm	腹囲 cm	腹囲 cm

4週間後の目標体重は　　　kg

腹囲は　　　cm

「書く」ことで、いますべきことが明確になるはずです。

★池谷式メソッドは3本柱

「池谷式メソッド」は次の3本柱からなります。

❶食事法
❷オリジナルエクササイズ
❸生活習慣

「やせる」ということだけ考えるならば、「❶食事法」が9割です。

そこに、私の「❷オリジナルエクササイズ」である「ゾンビ体操」、さらには「❸生活習慣」の中で代謝を上げる工夫をすることによって、ダイエットを加速させ、内臓脂肪を落とし、健康でメリハリのあるカッコイイ体をつくっていきます。

それではさっそく、**池谷式メソッド「❶食事法」**から紹介していきましょう！

★食事法の基本は「プチ糖質制限」

「池谷式メソッド」における食事の基本は**「プチ糖質制限」**です。

でも、たんに「糖質を制限する」というだけでは、「つらそう」「続かないのでは？」と思われそうですね。

そこで「池谷式メソッド」ではこの糖質制限を軸に、上手に置き換えをしたり、血糖値を上げない食べ方をしたり、会食もOKなリセット法など、さまざまな方法を組み合わせています。

しかも、**どれもとても簡単で、ストレスなくダイエットを成功に導くもの**ばかりです。

なぜ糖質制限を基本にするのかというと、現代人の**肥満のほとんどが「糖質のとりすぎ」によって起こっている**からです。

肥満者は糖質制限をするだけで、内臓脂肪は確実に落ちていきます。つまり、最も効率のいいダイエット法が「糖質制限」なのです。

★「血糖値を急上昇させない食べ方」を心がける

では、なぜ糖質を制限するとやせるのでしょうか。

まず糖質とは、ご飯やパン、麺類などの主食や、スイーツなどの甘いもののことを指します。イモ類、甘みの強い果物なども糖質を多く含みます。

糖質をとると、血糖値が上がります。

血糖値が上がると、すい臓から「インスリン」というホルモンが出ます。このインスリンは血中の糖分を肝臓や筋肉、そして脂肪細胞へと取り込むように働きかけます。

糖質（ブドウ糖）は、直接エネルギーとして使われるほか、グリコーゲンや中性脂肪として蓄えられて、私たちの生命エネルギーに使われます。

「食べた分」と「消費する分」が均衡していれば、肥満は起こりませんが、**取り込んだ糖質が余ってしまうと、中性脂肪に変わって体内に溜め込まれる**のです。**こうして蓄積したものが内臓脂肪や皮下脂肪**なのです。

► 糖質を多く含む食品リスト

おまじないの言葉（「いただきます」の前につぶやきましょう！）

「ご飯・麺・パン・イモ・フルーツ、そしてスイーツ」

白米

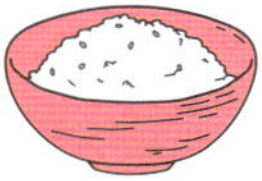

パン

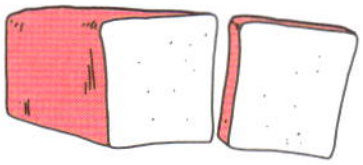

ラーメン

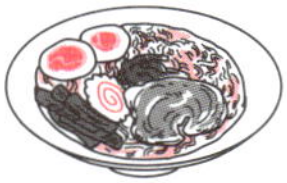

パスタ

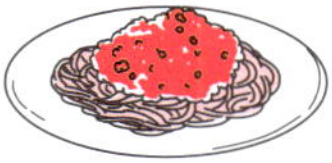

うどん

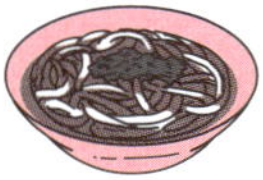

そば

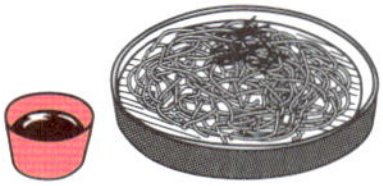

イモ類

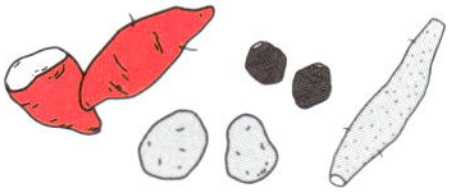

とうもろこし

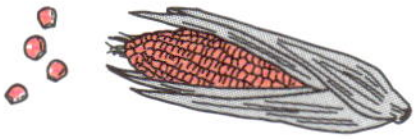

柿などのフルーツ

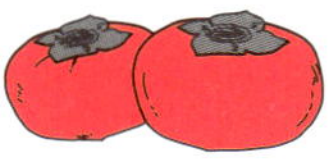

お菓子・スナック類

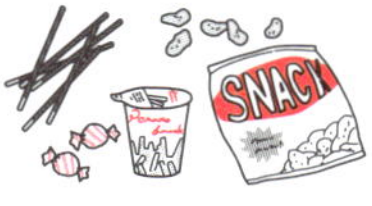

肥満で悩んでいる患者さんに食生活を尋ねると、やはりみなさん、**ご飯やパンを食べすぎている人が多い**のです。

糖分をたくさんとるとエネルギー過剰となり、大量に分泌されるインスリンの働きによってどんどん脂肪が蓄積され、太りやすくなるわけです。

インスリンは別名「肥満ホルモン」とも呼ばれます。

「余分なインスリンをなるべく出させない」つまり**「血糖値が急上昇しない食べ方」をすることが、肥満を防ぐ最大のコツ**といえます。

Dr.池谷の
ココがポイント!

06

食事法の基本は「プチ糖質制限」。「血糖値が急上昇しない食べ方」が内臓脂肪を落とす近道。

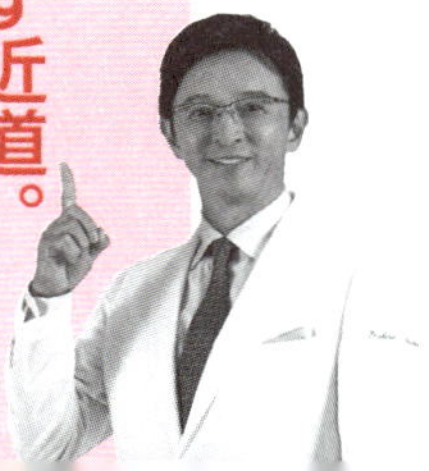

★プチ糖質制限のメリットは？

プチ糖質制限のメリットはたくさんあります。

まず**カロリーをあまり気にしなくていい**ことです。主食を減らすことで、血糖値の急上昇を防ぐとともに、インスリンの過剰な分泌を抑えることができます。

主食を減らした分、副菜をしっかり食べれば、お腹も空きません。

空腹と戦わなくていいから続けやすいのです。

また、**外食やコンビニでも手軽に実践できます**。

家庭でも、野菜や肉・魚などの惣菜を中心に食べ、**ご飯、麺、パンなどの主食の量を減らすだけでいい**ので、家族と別メニューを用意する必要はありません。

これは案外、重要なことです。

旦那さんの極端な糖質制限が原因で、夫婦関係が悪くなったという人もいるからです。

それから**「池谷式メソッド」は、おやつやお酒も楽しめます**。

私自身もこの方法で、スイーツやお酒を楽しみながらダイエットに成功しました。

いままでどうしてもやせられなかった患者さんも続々、成功しています。

みなさんも「これならできそう」という気になってきたのではないでしょうか。

★完全な糖質制限はNGです！

糖質制限がそれほどいいというのなら「プチ」ではなく、「完全糖質制限」にすればいいと思われるかもしれません。

しかし**極端な糖質制限は、私はおすすめしません**。

ブドウ糖は私たちの体を動かしたり、脳を働かせたりするために必要なエネルギー源のひとつです。

厳しい糖質制限を、長期で行った場合の安全性も不明ですし、**総死亡リスクや心疾患死亡リスクを上げる**という報告もあります。

また厳しい糖質制限をすると、エネルギー不足になりやすく、**だるくなる、やる気が**

なくなるなどの症状が出ることもあります。

私自身も完全な糖質制限によってエネルギー不足となり、やせこけた老人のような状態になってしまった経験があることから、おすすめできませんし、長続きしないと思っています。

糖質は多すぎず少なすぎず、上手にとることが重要です。

Dr.池谷の
ココがポイント!

07
「完全糖質制限」は、健康を害する恐れがあり、おすすめできない。糖質は上手にとろう。

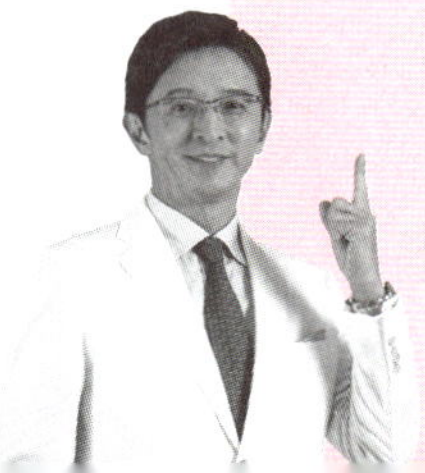

★いますぐ実践!「プチ糖質制限」5つの超基本

では実際、どのように「プチ糖質制限」を行えばいいのでしょうか?
ここでは5つに整理して、**「プチ糖質制限」の超基本**を紹介します。

プチ糖質制限超基本 1

まず「糖質を半分」に減らす

まずはいままで食べていた分の「半分の糖質」を目指しましょう。

これを実行するだけで体重は確実に減っていきます。

毎食のご飯を半量に、パンを半分に……というやり方でもいいのですが、昼そしてとくに夜の食事の実践がなかなか難しいのではないでしょうか？

たとえば、昼食が仕出し弁当になったり、夕食が接待になったり、友人とのディナーになったりすると、その場では主食を半分にしづらい状況があるでしょう。

そう考えると、**朝食をしっかりとってしまうことが、1日の摂取カロリーの制限を邪魔してしまう**可能性があるのです。

そこで、**思い切って朝の「主食」を抜いてしまう**作戦を提案します。

朝食抜きではなく、朝は必要最小限の糖質と、1日の中で不足しやすい食物繊維やビタミン、そしてミネラルを、良質なたんぱく質とともに効率よく摂取する方法です。

その際に、主食は抜くことになるので朝食のカロリーは低めとなり、昼や夜の食事のカロリーが少し多くなったり、主食の制限がうまくいかなかったりした場合でも、**1日で摂取するトータルエネルギー量を糖質を中心に制限することができる**ので、効率よくダイエット効果を発揮してくれます。

私の場合は**朝、主食を抜いた朝食**を続けています。

あとで詳しく述べますが、**手づくりジュース、蒸し黒豆トッピングヨーグルトが、私の朝食の定番**です。

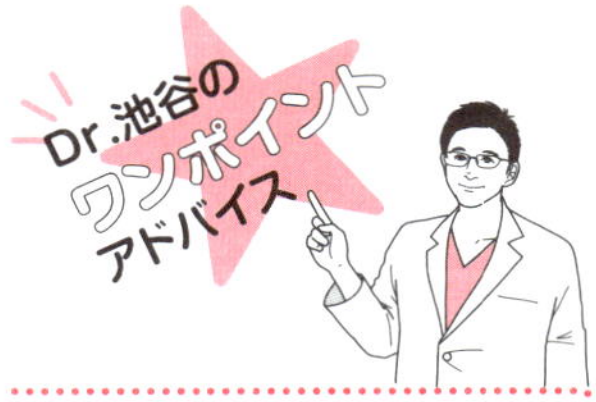

主食を減らした分、「この食品」をとろう！

主食を減らした分、ビタミン・ミネラル、たんぱく質、食物繊維をしっかりとりましょう。野菜、魚・肉・大豆製品、海藻・きのこをたっぷり食べれば、栄養バランスもいいし、お腹も満たされます。

Dr.池谷の
ココがポイント!

08

糖質を毎食半分に減らすより、朝食の糖質を必要最小限にして、1日のトータルの糖質摂取量を調整するほうが、ラクに続けられる。

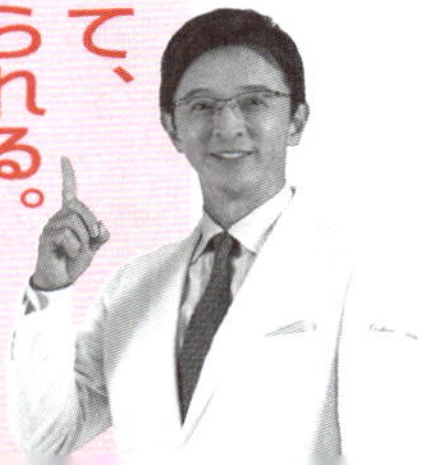

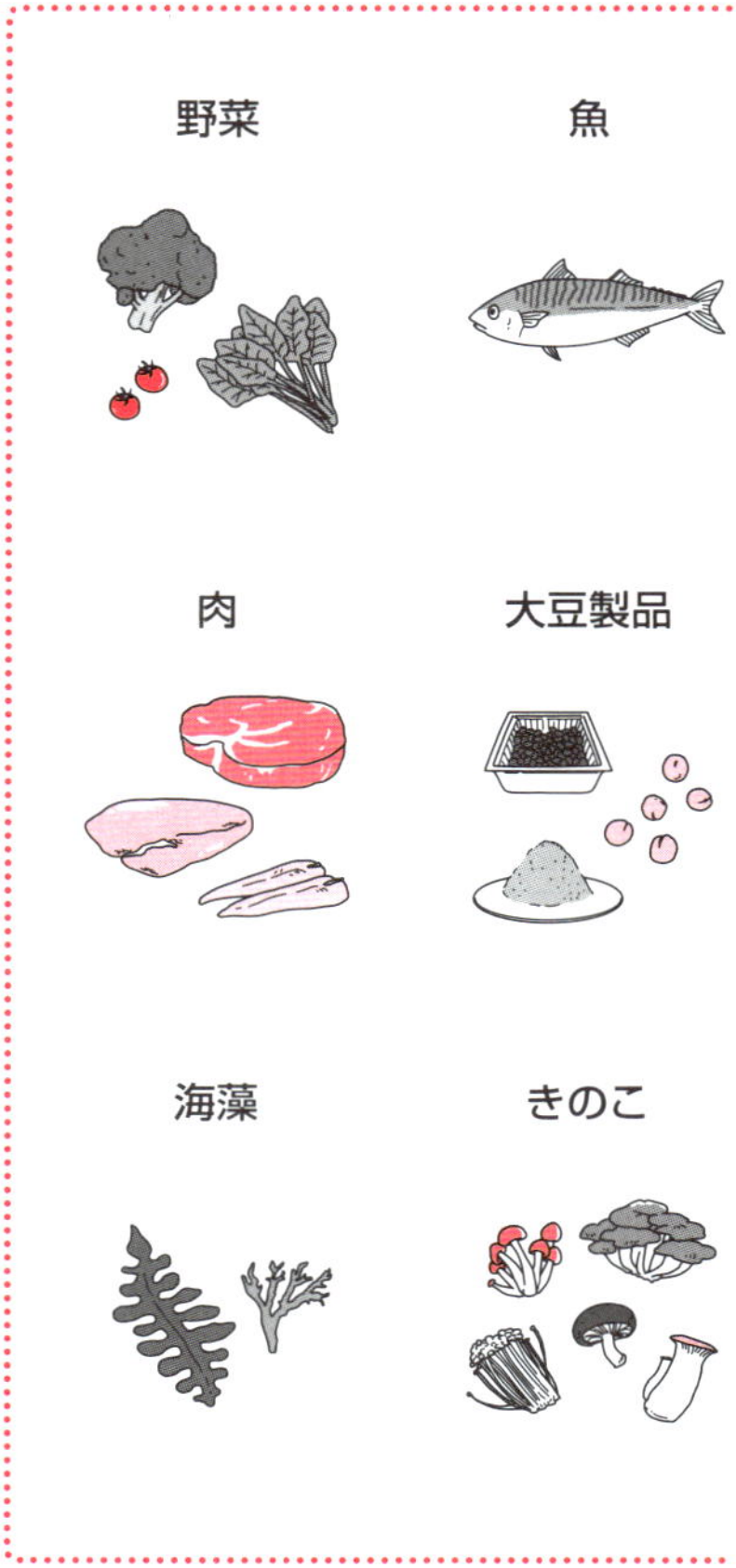

プチ糖質制限超基本 2

食事の量は極端に減らさない！

「プチ糖質制限」を成功させるためには、「しっかり食べる」ことも大事です。主食であるご飯やパンなどの糖質を減らした分、野菜や肉・魚などのたんぱく質はしっかりとってください。

要は、**食べる量を急激に減らさないのがコツ**です。**食べる量を極端に減らしてしまうと、空腹と戦うことになり、ストレスが溜まって結局は長続きしません。**

食べる量を減らしてしまうと、もうひとつ心配なことがあります。それは、**たんぱく質が不足しがちになる**ことです。

たんぱく質が足りないと、筋肉が落ちてしまいます。

食べる量を減らしたことで脂肪が落ちて体重も減るでしょうが、その分、**筋肉も落ち**

て代謝が下がり、結果として、身体機能が低下してしまうのです。

そのような状態で再び糖質の制限をやめると、どうなるでしょうか。

恐ろしいことに、失った筋肉の代わりに**内臓脂肪がついてリバウンドしてしまう**のです。**エネルギーを燃やす筋肉がないために、リバウンドは簡単に起こってしまう**のです。

じつは、私が30代にメタボになってしまった原因も、リバウンドにありました。

当時、結婚式を控えた30歳の私は熱心に運動していた学生時代からの生活の変化もあって、やや太りはじめていました。

結婚式を2カ月後に控えたころ、妻の女子校時代の友人たちを紹介されて飲み会に参加したのです。そこで同席した女性から、人生で初めて「ぽっちゃりした人」といわれたのでした。

これにショックを受け、プライドが大きく傷ついた私は、結婚式までにダイエットを強行したのです。しかも、極端に食事量を減らすというひどい方法で。

その結果、なんと2カ月で10キロの減量に成功したのです。

結婚式に参加した妻の友人たちを驚かせることには成功したのですが、それで満足してしまい、食生活を元に戻したため、そこからは急速にメタボへの道を突き進むこととなり、人生で最も太った体型となってしまったのでした。体調もひどく崩してしまいました。

やせても健康を損ねたのでは何にもなりません。**筋肉の材料となるたんぱく質をしっかりとること、食事の量をむやみに減らさないことが大事**です。**減らすのは糖質だけ**です。

ところで、慢性腎臓病（CKD）により、たんぱく質の摂取を制限されている人は、とくに動物性のたんぱく質を食べすぎないことが大切です。豆などの植物性たんぱく質であれば腎臓への悪影響が少ないことがわかっているので、主治医とよく相談して、たんぱく質が不足しないように注意してください。

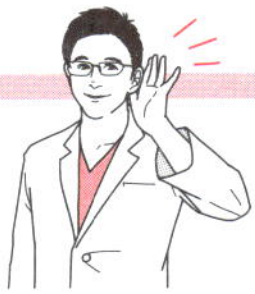

Dr.池谷の耳寄りコラム

▼

メタボより怖い「サルコペニア肥満」とは？

筋肉がなくて、脂肪ばかりついた状態を「サルコペニア肥満」といいますが、これは通常の肥満よりも生活習慣病になる可能性が高いのです。

また筋肉が減ることで運動機能が低下し、日常生活に支障が生じ、将来的に寝たきり、要介護になるリスクも高まります。

このため**「サルコペニア肥満」はメタボより怖い**といわれています。

「サルコペニア肥満」は高齢者に多いのですが、若い年代でもなります。

とくに若い女性においては、**無理なダイエットを行った結果、肥満体には見えなくてもぷよぷよの体をもった「サルコペニア肥満」になる**ケースが増えています。

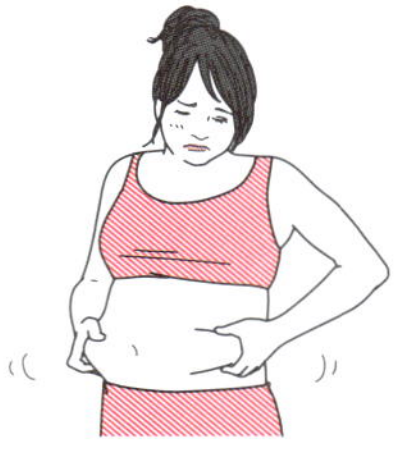

Dr.池谷の
ココがポイント!

09

エネルギーを燃やす筋肉がないと、すぐリバウンドする。とくにたんぱく質をしっかりとることを心がけよう。

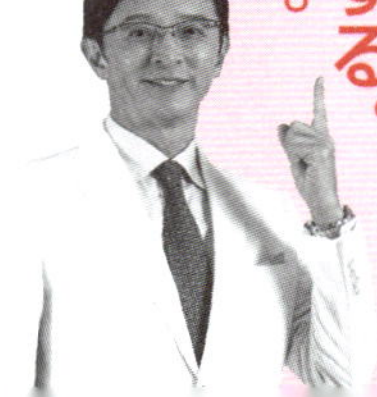

プチ糖質制限超基本 3

「食べる順番」に注意する

食事をとるときに、**いちばん大切なのが「食べる順番」**です。

まず、**食事の最初に糖質を食べてしまうと、血糖値は急上昇してしまいます**。血糖値の急上昇は肥満の原因になると述べましたが、問題はそれだけではありません。血糖値が急上昇すると血管を傷つけ、動脈硬化を起こしやすくなるのです。

では、血糖値を急上昇させないためには、どんな食べ方をすればいいのでしょうか。

血糖値急上昇を抑える強い味方が「食物繊維」です。

食物繊維を多く含んだ食品は血糖値の急上昇を抑えてくれます。**まず食物繊維を多く含んだ食品から、先に食べはじめる**といいのです。

食物繊維には、**水に溶ける「水溶性」**と、**水に溶けにくい「非水溶性」**がありますが、このうち**「水溶性食物繊維」は胃腸でネバネバした物質に変化**します。

すると、**その後に食べた炭水化物の消化を邪魔して糖質として吸収されにくくして、食後血糖値の急上昇を防いでくれます。**

「水溶性食物繊維」は海藻、野菜、果物などに多く含まれます。

だから、**まずサラダや野菜スープから食べはじめる「ベジ・ファースト」がい**いとされているのです。

▶ 水溶性食物繊維を多く含む食品リスト

ごぼう

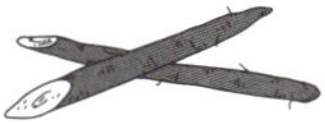

モロヘイヤ

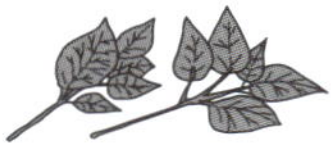

芽キャベツ

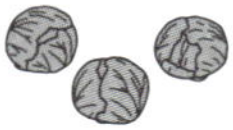

ユリ根

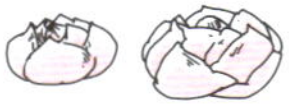

あしたば

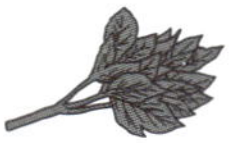

オクラ

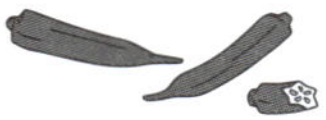

アボカド

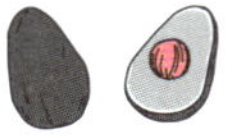

わかめ

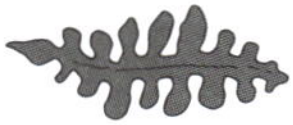

昆布

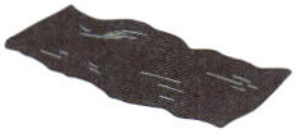

干ししいたけ、なめこ

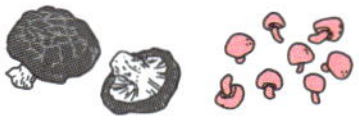

プチ糖質制限超基本4

ゆっくり食べる

血糖値を急上昇させないためには、食べる速度も関係します。

同じ糖質をとるにしても、当然ながら、**「早く」食べたほうが血糖値は急上昇します**。

そうでなくても、**早食いは食べすぎにつながります**。

私たちが食事をはじめると血糖値が上昇し、これを脳の満腹中枢が感知して「もう満腹だから食べなくていい」というサインを出します。

ところが、**脳が血糖値の上昇を感知するまで約15分かかる**といわれています。

ですから早食いの人は、体が満腹を感じる前に食べすぎてしまうことになりがちです。

みなさんも忙しいときがあるでしょうが、**早食いを避け、なるべくゆっくり時間をかけて食べることが大事**です。

咀嚼も満腹中枢を刺激することがわかっているので、よく噛みながら、少なくとも**1食**

15分以上かけて食べるよう心がけてみてください。

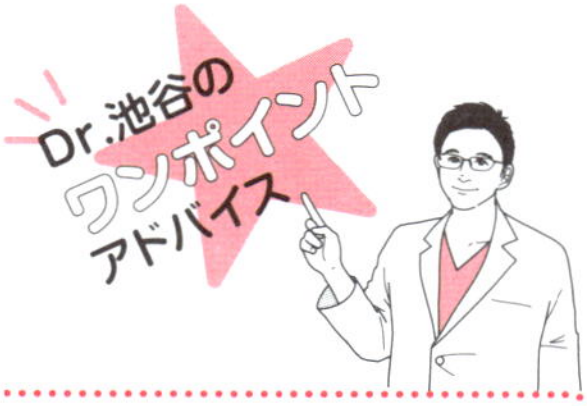

「お腹が空きにくくなる」魔法の食べ方とは？

血糖値を急上昇させない食べ方をすると、もうひとつメリットがあります。それは**「お腹が空きにくくなる」**ということです。

血糖値が急上昇すると、インスリンが大量に出て糖を取り込むので、今度は急激に血糖値が下がってしまう傾向があります。

私たちが空腹を感じるのはもっぱら「血糖値が下がったとき」なのですが、下がったときの値そのものよりも、高血糖からの落差の大きさのほうが、空腹感に影響する場合が少なくありません。

「お昼に大盛りのパスタを食べたのに、数時間したらお腹が減った」

「お昼が遅くなりそうだから朝ご飯をたっぷり食べたのに、かえっていつもより早くお腹が空いてしまった」

このような経験はありませんか？

こうした場合、血糖値急降下が影響している可能性が高いのです。

逆にいえば**血糖値の急降下を避ければ、空腹感を感じにくくなる**わけです。

私も、太っていたときは、大量の朝食をいっきに食べていました。

当時は多忙すぎて昼食をとる時間がなかったので、夜にはお腹がぺこぺこ。夜食も、早食いドカ食いをしていました。

空腹の状態でラーメンをかき込んだり、甘いものもたくさん食べていました。

あのときの**血糖値の乱高下は恐ろしい**ものがあったと思います。

いまは血糖値が急激に上がるような食べ方をしなくなったので、「お腹が空いてたまらない」ということがなく、自然とドカ食いもしなくなりました。

食欲と無理に戦うより、上手な食べ方で食欲を抑えるほうが、ダイエットはよっぽどラクなのです。

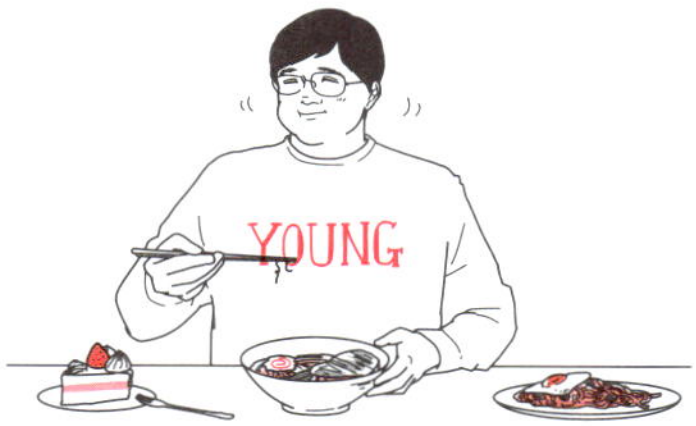

プチ糖質制限超基本 5

「隠れ糖質」を見抜く！

「プチ糖質制限」で意外な盲点になるのは、**「気づかずにとっている糖質＝隠れ糖質」**です。

よく「糖質制限をしているのに全然効果がない」という人がいます。そういう人の話をよく聞いてみると、自分では気づかないところで糖質をとっていたりするのです。

主食となるご飯やパン、お菓子以外にも**「糖質を含む食べ物」は結構ある**ものです。

野菜でも**じゃがいも、さつまいも**といったイモ類のほかに、**れんこん、かぼちゃ、そら豆**なども糖質が多めです。

果物は、**バナナ、ぶどう、もも、なし、マンゴー、柿**なども糖質が高くなっています。

シロップ漬けの缶詰は、もちろんもっと高いです。

スポーツドリンク、市販の野菜ジュースなども糖質が高めなので注意しましょう。

▶糖質を多く含む食品リスト（主食やお菓子以外）

かぼちゃ

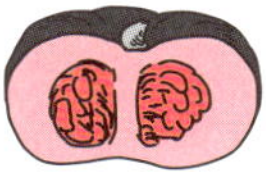

そら豆

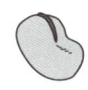

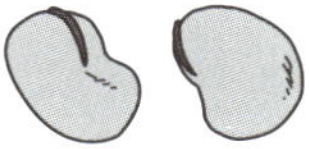

れんこん

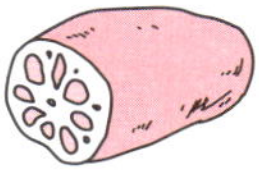

パイナップルなどの
フルーツ缶

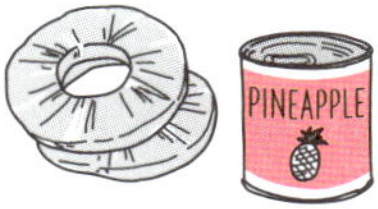

くずきり

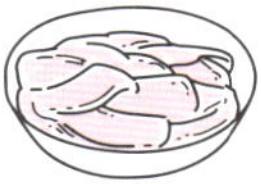

シリアル

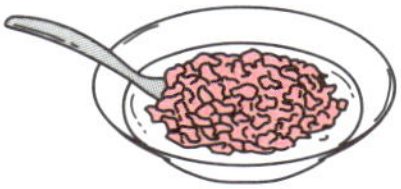

ちくわ、かまぼこなどの
練り物

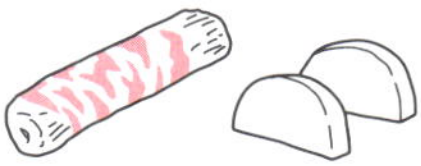

栄養調整食品
（大豆バー、エナジーバー、ゼリーなど）

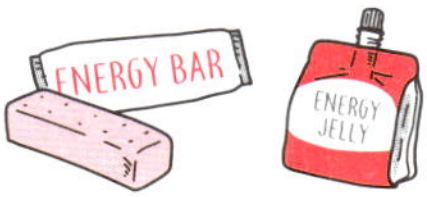

野菜ジュース

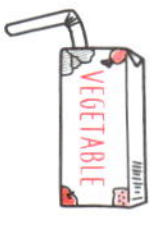

スポーツドリンク

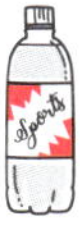

意外に見落としがちなのは**調味料**です。**とんかつソース、ケチャップ、オイスターソース、みりん、ドレッシング**など、糖質が高いものが結構あります。

「かけすぎない」「使いすぎない」の2つに気をつけてください。

★「プチ糖質制限」を継続させる裏ワザ集を一挙公開！

以上、「プチ糖質制限」5つの超基本メソッドを紹介しました。

ここからはそれを継続しやすくするための裏ワザ集を紹介しておきましょう。

プチ糖質制限裏ワザ集 1

「ソイ・ファースト」を取り入れる

血糖値の急上昇を抑えるためには「ベジ・ファースト」がいいと述べましたが、外で食べるときなど、それが難しいこともあるでしょう。

そんなときにおすすめなのが、**大豆製品を先に食べる「ソイ・ファースト」**です。**大豆は「水溶性食物繊維」が豊富**ですから、**血糖値の急上昇を抑えてくれます**。

食事の最初にみそ汁や納豆を食べたり、ゆで大豆をスープに入れて飲むのもいいでしょう。

外食などでは豆乳が便利です。

豆乳には「水溶性食物繊維」はほとんど含まれていませんが、**「大豆たんぱく質」の働きによって、食前に飲むことで食後の血糖値の急上昇を抑えてくれる作用**があります。

豆乳を飲む場合は、糖分が添加された「調製豆乳」ではなく、**無調整タイプがおすすめ**です。

肉や魚、ヨーグルトにも含まれるたんぱく質は、腸壁から**「やせホルモン」**と呼ばれる「GLP-1」の分泌を促します。

「GLP-1」は、すい臓に作用して効率よくインスリンを働かせ、胃腸の動きを弱めて糖の急激な吸収を抑え、さらに満腹中枢を刺激して食欲を低下させてくれるのです。

Dr.池谷のココがポイント!

10

「食物繊維」を味方につけて、血糖値の急上昇を抑えよう。「ソイ・ファースト」は効果大。「隠れ糖質」には要注意!

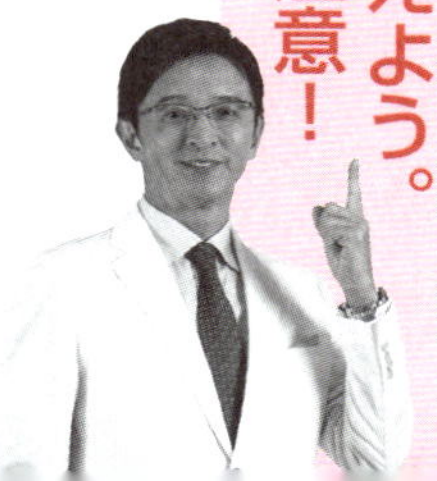

プチ糖質制限裏ワザ集 2

「太りやすい食べ物」はこう食べる

甘いものが食べたい、ハンバーガーが食べたい、牛丼が食べたい……。

高カロリーのもの、ジャンクフードなど、ダイエット中でも無性に食べたくなるときがありますよね。ガマンの果てにストレスが溜まってドカ食い……ということにならないためにも、**「上手に」食べたいものを取り入れることが大事**です。

どうしても食べたいものはズバリ、午後2時～6時の間に食べましょう。

この時間帯は食べても**「太りにくい時間帯」**だからです。

私たちの体には「BMAL1（ビーマルワン）」という遺伝子があります。

► 食べても太りにくい時間帯は？

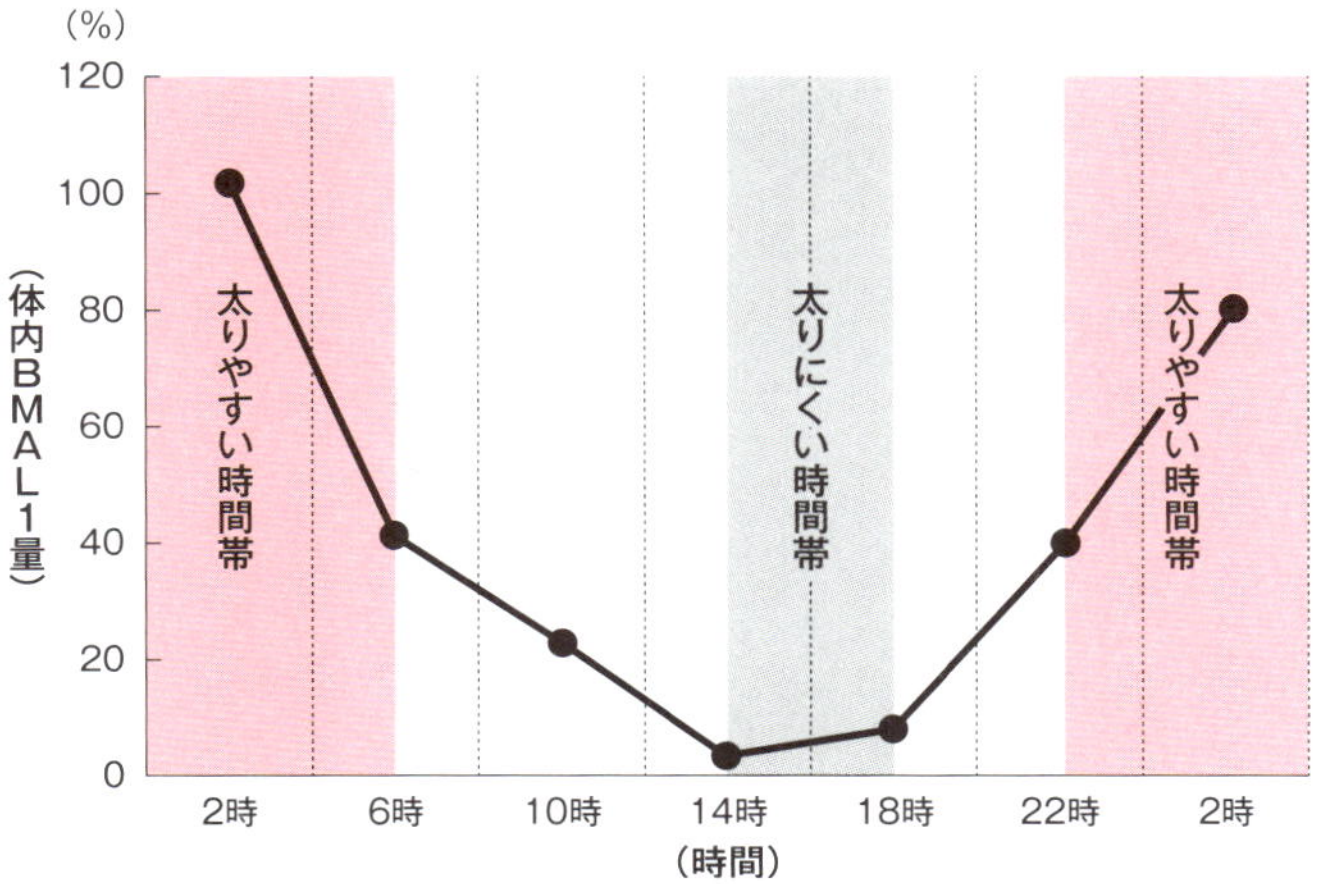

太りにくい食べ方は……

- **BMAL1の影響が強くなる夜から朝にかけての食事を避ける**
- **いちばん影響力が弱まる午後2時～6時の間に間食や食事をする**

（出所）榛葉繁紀監修『太らない時間に食べる！体内時計ダイエット』

この遺伝子は、体内時計に関係する遺伝子であると同時に、脂肪の分解を抑制して、体内に溜め込む働きをしています。

最近の研究で、この**BMAL1は1日の中で影響力が変動する**ことがわかりました。前ページの図のように夜間の時間帯は影響力が強まり、日中は弱まります。午後2時ごろがいちばん弱く、6時ごろからまた強くなっていきます。

これから考えると、

❶BMAL1の影響力が強くなる夜から朝にかけての時間帯に食事をすると、太りやすい
❷影響力が弱まる午後2時～6時の間に食事をすると、太りにくい

ということになります。

私の場合、**昼食を午後2時ごろ、おやつとして大好きな甘いものを3時ごろ**にいただきますが、この法則には当てはまっています。

夕食は、診察など仕事の都合上、8時ごろになりますが、これはもう仕方がないことです。

その代わり、**朝食は軽め**にしています。

これもBMAL1の影響を考えてのことです。

BMAL1を少し意識するだけでも、長い目で見ればかなり違ってくるはずです。

プチ糖質制限裏ワザ集 3

ダイエットを制する「最強の朝食」のとり方

私の朝食の定番は、**手づくりジュース**に、あとに紹介する**蒸し大豆や蒸し黒豆をトッピングしたヨーグルト**、そして**コーヒー**です。**ヨーグルトとコーヒーは無糖**です。

手づくりジュースは、**まず季節の果物や野菜を数種類組み合わせてジューサーで絞り、脂溶性ビタミンの吸収を助け、すぐれた抗酸化作用を有するエキストラバージンオ**

リーブオイルを小さじ1杯ほど垂らします。

この朝食のいいところは、簡単に用意でき、しかもビタミン、ミネラル、食物繊維、たんぱく質といった不足しがちな栄養素がとれることです。

またこの食事なら**血糖値はほとんど上がらない**ので、**お昼になっても過度にお腹が空くことがありません**。

私の場合は午前9時から午後2時ごろまで何も食べなくても平気です。

逆に、**トースト1枚を食べたほうが、よほど早い時間にお腹が空いてしまいます**。

また、私が朝食をこの食事にしているのは、**昼、夜に何があってもいいように備えるため**です。

たとえば、お昼に勉強会に出席することがよくあります。

そこでは「ガッツリ肉弁当」というのが出たりして、中には野菜はほとんど入っていません。

あるいは、急に外食になって丼ものを食べることになることもあります。

でも、**朝を必要最小限にしてあるから、そういう「不測の事態」になっても大丈夫**な

►「最強の朝食」の例

手づくりジュース

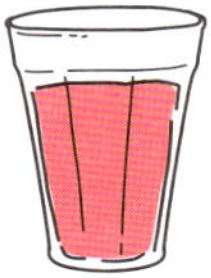

蒸し黒豆ヨーグルト

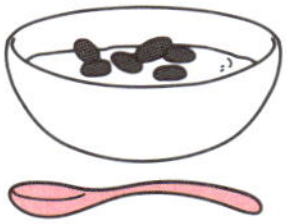

無糖コーヒー

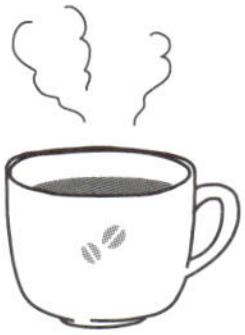

★サケ缶のリエット

◉材料（2人分）

サケ水煮缶……小1缶（90g）、クリームチーズ……60g、塩……少々、こしょう……少々

◉つくり方

サケ缶は缶汁ごとボウルに入れ、クリームチーズ、塩、こしょうを加えてフォークなどでつぶしながらよく混ぜる。

★トーストした食パンに塗って、朝食に。

【POINT！】

血液をサラサラにするEPAや脳や神経細胞の働きを活性化するDHAが豊富に含まれている、サケ缶を使ったレシピ。クリームチーズはたんぱく質とビタミンAが豊富。

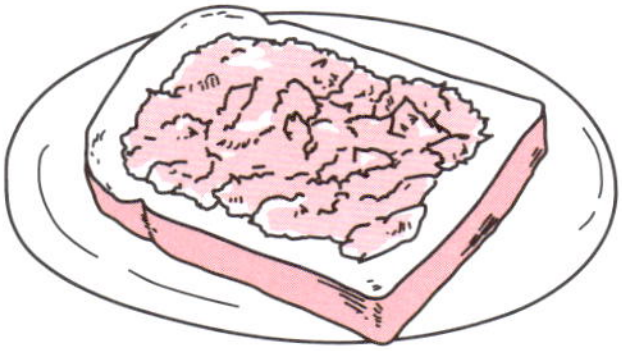

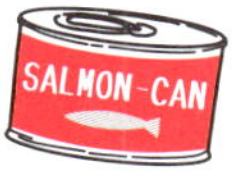

のです。また、こうやって調節しておけば、**夜好きなものが食べられるという楽しみ**もあります。

私は**この朝食にしてから非常に体調がよく、仕事にもより集中できる**ようになりました。

もし「それだけではお腹が空いてしまいそう……」という人には、サケ缶を使ったリエットを薄いトーストに塗ったものもおすすめです。多めにつくっておけば、おやつやおつまみなどにも重宝します。

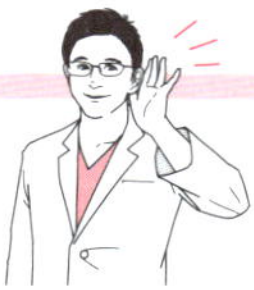

Dr.池谷の耳寄りコラム▼

「朝食抜き」はかえって太る ——「朝食論争」の結論

「朝食を控えめにするというのなら、いっそ食べなければいいのでは?」と思われる人もいるかもしれません。

しかし**朝食を抜くと体重はかえって増加しやすい**ことがわかっています。

最近になって、その仕組みが名古屋大学のある研究チームにより解明されました。

ラットを2つのグループに分け、ひとつのグループは朝食としてエサを与え、別のグループは朝食欠食群としてその4時間遅れでエサを与えました。

これは人間でいうと**朝8時に朝食を食べる人**と、**朝を抜いて昼の12時にその日の最初の食事をとる人**に当たります。

結果はどうだったかというと、**「朝食欠食群」は体脂肪が増えて体重が増加した**のです。

その理由は、体内のエネルギー代謝をつかさどる「時計遺伝子」と、「脂質代謝を担う遺伝子」に狂いが生じたことだったのです。

また朝食欠乏群では、活動期になると上がるはずの体温も上がってきませんでした。

つまり、**朝食を抜くことで体内時計に異常が生じ、エネルギーをあまり消費しない体になってしまう**のです。

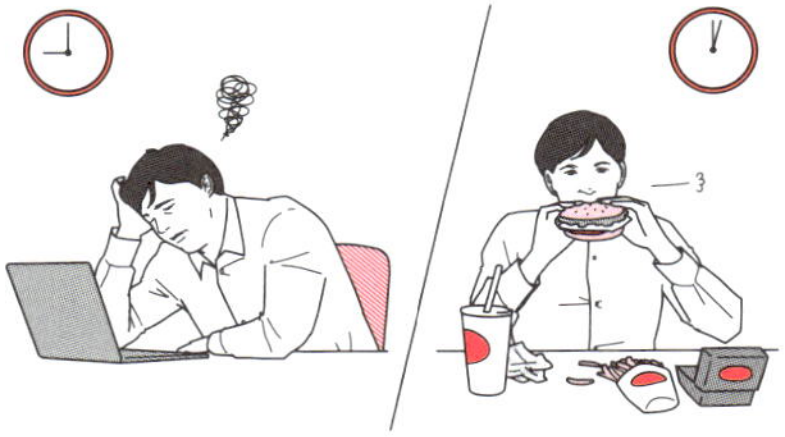

「朝食は食べたほうがいいのか、抜いてもいいのか」という議論は長年ありましたが、ダイエットを考えれば抜かないほうがよいことを裏付ける研究報告といえます。

朝食を抜くと、午前中の集中力が欠けるというデメリットもあります。また、朝食べないと反動でお昼にドカ食いをしてしまう可能性もあります。

ダイエットのためには、朝は抜かず、なるべく不足しがちな栄養素である食物繊維やビタミン、ミネラルを含んだ食事をとりましょう。ただし、食べすぎは禁物です。

Dr.池谷の

ココがポイント!

11

朝食をとることで、エネルギー代謝がアップ。「最強の朝食」なら、昼になってもお腹が空きにくい。

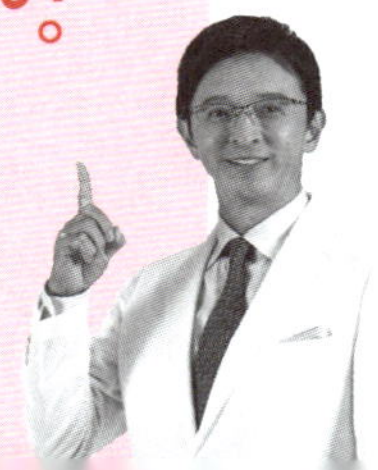

プチ糖質制限裏ワザ集 4

コンビニで調達! お手軽ヘルシー・ダイエット・ランチ

「ダイエットでいちばん困るのはランチ」という声をよく聞きます。

お弁当をつくるのは大変だし、外食はどうしても糖質が多くなりがち……。

そんなときに頼りになるのがコンビニです。

「コンビニ食は健康によくない」というイメージがあるかもしれませんが、最近はコンビニの商品も変わってきており、**選び方次第でヘルシーなダイエット・メニューが調達できます**。

私自身も、ランチはコンビニをよく活用しています。普段は午後の診察までの限られた時間で済ませる必要があるため、簡単に用意できることも利点です。

定番は、**サラダと、肉や魚などのたんぱく質系の惣菜の組み合わせ**です。

私がランチで意識しているのは、**野菜とたんぱく質をしっかりとること**です。

まずサラダですが、**できるだけツナやゆで卵、豆腐などたんぱく質が入ったもの**を選びます。

コンビニの惣菜に自分で用意したチーズや蒸し大豆をトッピングすることもあります。

冬はサラダの代わりに**野菜スープにする**こともあります。

おそらく**昼食の1食で1日の野菜の必要量（350グラム）はとれています。**

たんぱく質系の惣菜は**豚肉の生姜焼き、サラダチキン、おでん**など。

これも最近はメニューが充実してきていて飽きることもなく、助かります。

そして、糖質はあまりとりません。

それには2つ理由があります。

ひとつは**夕食でご飯やパスタなどの糖質をとる**ことにしていること、もうひとつは**おやつに甘いものを食べたいので、その枠をとっておく**ためです（これについてはあとから述べます）。

糖質をとらなくても、たんぱく質と野菜をたっぷり食べているので、お腹は十分満足します。

▶コンビニで調達できる！　低糖質メニュー例

野菜サラダ

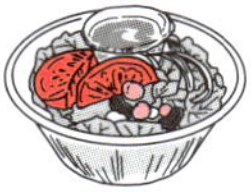

ゆで卵

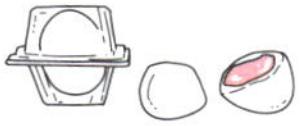

サラダチキン

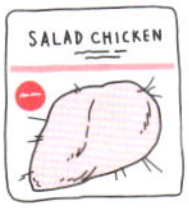

枝豆

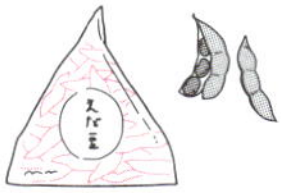

チーズ

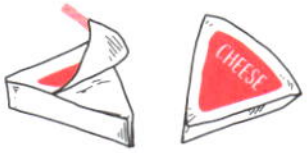

おでん

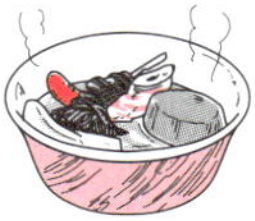

焼き鳥

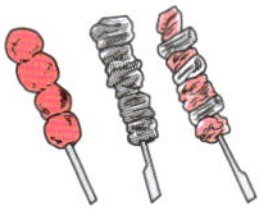

インスタントみそ汁、コンソメスープ

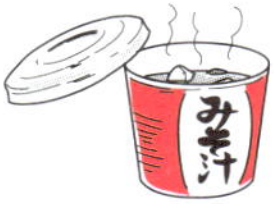

豆腐そうめん

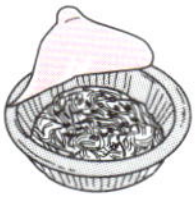

ブランパン

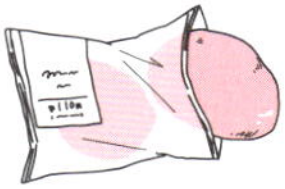

ちょっとした工夫で、コンビニでもヘルシーランチをとることができるのです。

プチ糖質制限裏ワザ集 5

フルコースディナーもOK！ ランチの調整ワザ

先ほど「最強の朝食」の紹介をしましたが、夜に会食の予定があってフルコースのディナーをいただくとか、天ぷらやすき焼きなどのヘビーな食事をすることがわかっているときは、**朝食を控えるだけではちょっと不足なので、ランチでも調整**をします。

要は**1日のトータルバランスで考え、夜に何を食べるかによって、逆算して朝・昼の食事を決める**わけです。

私がいつも行っている**ランチの調整メニュー**をいくつか紹介しましょう。

いわば、**「最強の調整ランチ」**です。

►「最強の調整ランチ」の例

★スープカレー+もち麦

スープカレーは一般的なカレーより低糖質。もち麦(128ページ参照)の代わりに蒸し大豆を入れてもおいしいし、食べ応えもあります。

通常の小麦粉を含むレトルトカレーと白米のカレーライスよりも、スープカレー&もち麦はかなり低糖質になります。

★トマトソース+蒸し大豆

蒸し大豆に市販のトマトソースをかけ、レンジでチンするだけの「レンチントマト大豆」。ピザ用チーズをトッピングしても。

おいしくてボリュームがあり、お腹いっぱいになります。

★蒸し大豆入り春雨スープ+サラダチキン

春雨スープに蒸し大豆を入れ、コンビニで買ってきたサラダにサラダチキンをのせて一緒に食べれば栄養バランスがよくなり、ボリューム満点です。

★コンビニサラダ+豚肉の生姜焼き(パック)

コンビニのサラダにパック入りの豚肉の生姜焼きをのせて出来上がり。ドレッシングなしでも十分野菜をおいしく食べることができます。ゆで卵を追加してもよいでしょう。

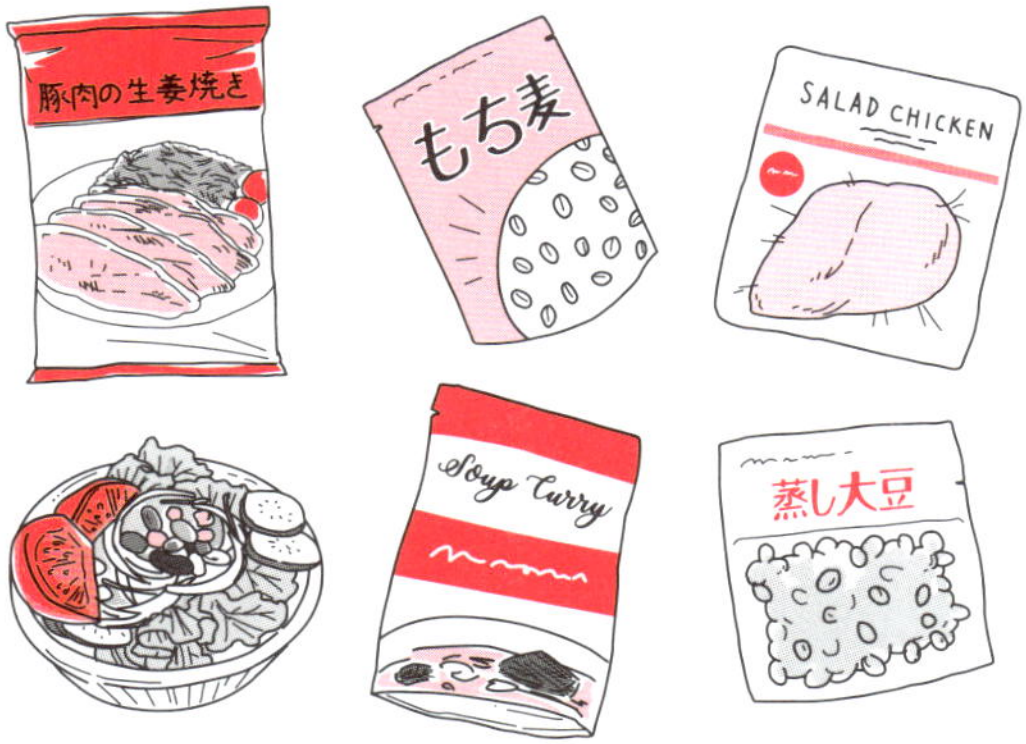

どれも簡単に用意できるものばかりなので、職場などでも利用していただけると思います。

プチ糖質制限裏ワザ集 6

夜は「ちょっとだけ」気をつけて「好きなもの」を食べる

朝、昼を調整すれば、夜は晴れて好きなものを食べてもＯＫです。

私も、**夜はご飯やパスタ、麺類などの糖質を多すぎない程度に適度に解禁**しています。

でも夕食もベジ・ファーストでサラダやスープなどを先に食べ、次に肉や魚などのメイン料理、最後にご飯という**「食べる順番」は守ります**。

コツは品数を多くすることです。

メインがステーキなら、付け合わせに温野菜やクレソン、きのこのソテーなど、にぎやかに主役を盛り立てましょう。

こうすると自然と栄養バランスも整い、なにより多くの品目を食べることで満足度が高くなります。そして最後に食べる主食、つまり糖質は、できるだけ少なくしてみましょう。

「ご飯は最後に食べる」と決めるだけで、自然と食べすぎが抑えられます。

Dr.池谷の
ココがポイント！

12 最強の「朝食＋調整ランチ」で、夜は糖質を解禁！「ご飯は最後に食べる」だけで、自然と食べすぎは減る。

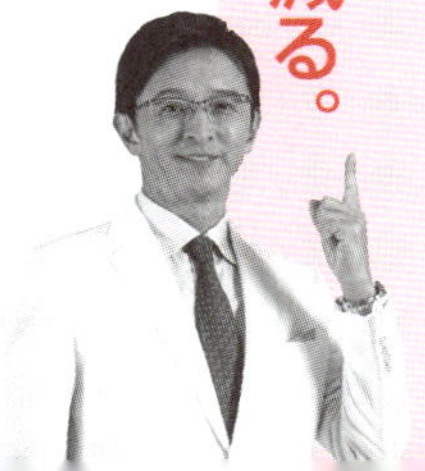

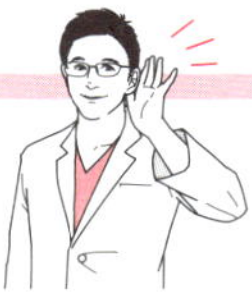

Dr.池谷の耳寄りコラム

▼私の夕食を公開します！

普段の私の夕食は、仕事が終わって8時くらいから。

たいていは妻がつくってくれる料理を自宅でゆっくり楽しみます。時々は自分でもつくります。

仕事柄、外食になることも多いのですが、やはり家のご飯がいちばん落ち着くし、好きです。

夕食は和食の場合ならば、**野菜やきのこ、豆腐を使ったおかずを2～3品にメインの料理**。

魚介類が多いけれど、肉もよく食べます。

これに**具だくさんのスープか、みそ汁**。

いつもバランスを考えてつくってくれるので、ありがたい限りです。

最初に野菜のおかずや汁物をたっぷりいただくことで、かなりお腹は満たされます。

ご飯は最後に、お茶碗ではなく小鉢でいただくことにしています。

おかずでお腹がいっぱいになったときは、食べないこともあります。

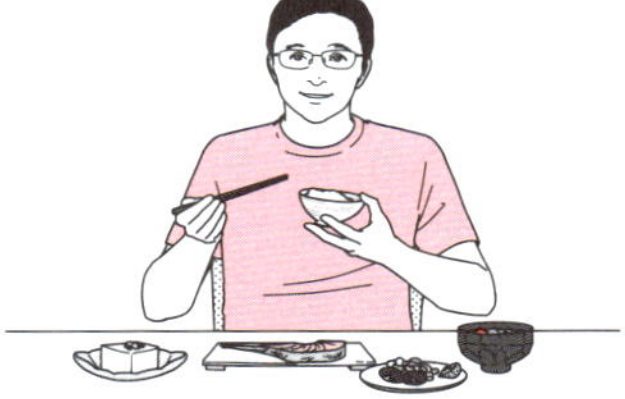

プチ糖質制限裏ワザ集 7

「甘いもの枠」をつくればおやつも食べられる

やせたいなら甘いものはタブー。

これはダイエットの常識とされることです。

甘いものは糖質たっぷりで高カロリー、文字どおり**「ダイエットの大敵」**といっていいでしょう。

でも甘いものが好きな人にとって、これをスッパリやめてしまうのは、かなりのストレスになることでしょう。

じつは**私自身が大の甘党**。

ダイエット中も甘いものと縁が切れませんでした。

どうしたら甘いものを食べながらダイエットができるか——。

そこで考えついたのが**「甘いもの枠」**です。

1日の糖質をトータルで考え、どこかで帳尻を合わせるのです。

私の場合は**朝、昼に糖質を控えることで、「甘いもの枠」をつくり出しています。**

そして午後の診察が始まる前に、**ブラックコーヒーとともにクッキーやチョコレート、羊羹など、少量のお菓子をつまむ**のが何よりの楽しみです。

これは先に述べたＢＭＡＬ１を考えてのこと。

午後２時～６時という時間は１日のうちで最も脂肪を溜め込みにくい時間帯だからです。

さらに飲み物が**ブラックコーヒーかお茶であれば、低糖質に加えて、カフェインや茶カテキン（１２４ページ）による脂肪燃焼効果が期待**できます。

近年、私が取り入れて**最もダイエット効果が高いデザートが、「蒸し黒豆トッピングヨーグルト」**です。

ヨーグルトに、市販されている蒸し黒豆をのせただけの簡単レシピですが、低糖質で高たんぱく、さらに豊富な水溶性食物繊維を含んだ**最強ダイエットレシピ**です。

普通の蒸し大豆でもいいのですが、黒豆は「アントシアニン」というポリフェノールの一種が含まれており、アンチエイジング効果が期待できます。

甘さが欲しければ味付きのヨーグルトでもいいですし、少量のはちみつを加えて甘みを楽しんでもいいでしょう。お菓子やアイスクリームなどを食べるよりも、はるかに低糖質でダイエット効果の期待できる栄養素が一緒にとれます。

甘いものを食べても太らない4原則

❶甘いもの枠をつくる
❷午後2時から6時の間に少量を食べる
❸ブラックコーヒーかお茶と一緒に食べる
❹蒸し黒豆トッピングヨーグルトを味方にする

この4つの原則を守れば、ダイエット中でも甘いものが食べられるのです。

プチ糖質制限裏ワザ集 8

これさえ守れば、お酒を飲んでも太らない！

「お腹を凹ませたいなら、ビールはやめないとダメですよね……？」

こんな質問をよく受けます。

仕事が終わって夕食時のビール、風呂上がりのビールが1日のお楽しみという人は多いでしょう。

「お腹が出たのはビールのせい」と思われることも多いのですが、じつは**お酒と内臓脂肪はあまり関係しません**。

お酒のカロリーは「エンプティカロリー」といって、すぐに体内で代謝されてしまうのです。

お酒の糖質を気にする人も多いのですが、**お酒に含まれる糖質はご飯やお菓子からとる糖質とは違う**のです。

お酒が肥満につながるのは、ズバリ、一緒に食べる「つまみ」のせいです。

だから例としては適切でないかもしれませんが、アルコール依存症の人は、やせている人が大半です。つまみを食べずにお酒ばかり飲むからです。

一般的に、お酒を飲むと食が進みます。

とくにビールなどを飲むと、唐揚げやフライドポテトなど脂っこいものが食べたくなります。それから飲んだあとは「シメにラーメン」などを食べたくなるものです。

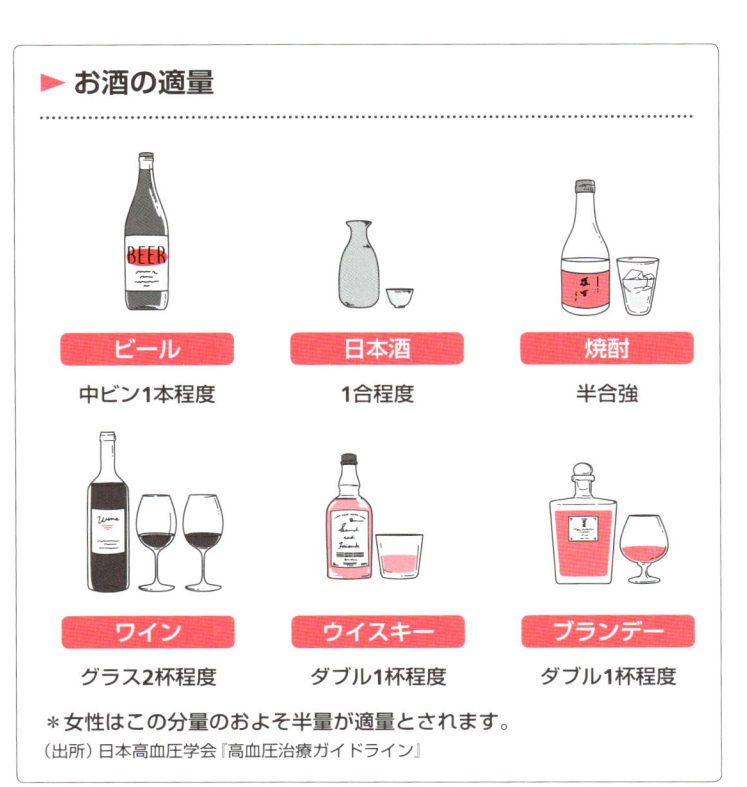

▶ お酒の適量

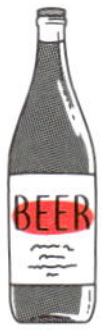

ビール

中ビン1本程度

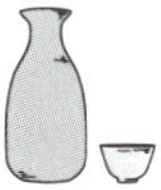

日本酒

1合程度

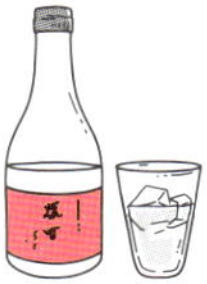

焼酎

半合強

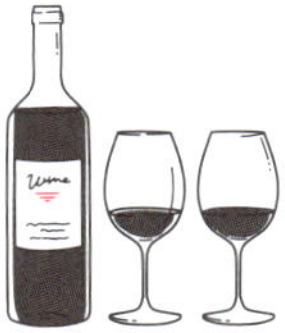

ワイン

グラス2杯程度

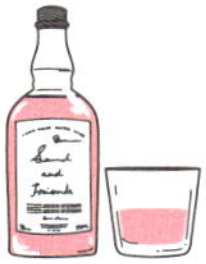

ウイスキー

ダブル1杯程度

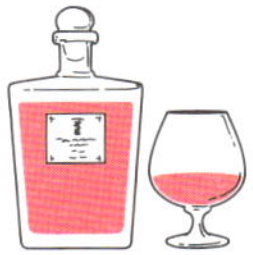

ブランデー

ダブル1杯程度

＊女性はこの分量のおよそ半量が適量とされます。

（出所）日本高血圧学会『高血圧治療ガイドライン』

ですから、**お酒はつまみに気をつければ、ビールでもワインでも何を飲んでもＯＫ**なのです。

糖質が高い日本酒だって、あたりめとか野菜スティックなどをつまみに飲めば、そうそう太ることはありません。

ほかにも枝豆、チーズ、焼き鳥などもつまみとしておすすめです。

焼き鳥はタレではなく塩のほうがベターです。鶏皮は控えたほうがいいでしょう。

しかし、だからといって「お酒を無制限に飲んでもいい」という話ではありません。

あくまで適量を守って楽しんでください。

適量を守って、週に１日は休肝日を設け、お酒と上手に付き合いましょう。

Dr.池谷のココがポイント！

13

「甘いもの枠」をつくれば、おやつを食べてもＯＫ！
量とつまみに気をつければ、お酒を飲んでもＯＫ！

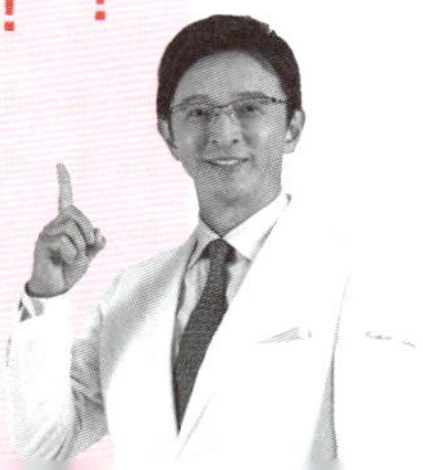

第3章

ラクラク池谷式メソッド②

内臓脂肪がスルスル落ちる!〈スーパーフード編〉

★内臓脂肪は「食事」で減らせる！池谷式「5つのスーパーフード」とは？

この章では**内臓脂肪を落とすために強力なアシストをしてくれる「スーパーフード」**や、**ダイエット中でも上手にカロリーを抑えられる食材**を紹介していきたいと思います。

池谷式スーパーフード 1

茶カテキン

——毎日とるだけで、エネルギーを消費

まずトップバッターが**「茶カテキン」**。

茶カテキンは、緑茶葉に含まれる、植物由来のポリフェノールです。

毎日の生活の中で誰でも手軽に取り入れることができる、日本古来の優秀なスーパー

フードといえます。

茶カテキンは継続的に摂取することで、肥満気味の人の内臓脂肪を減らす機能があることが報告されています。

メカニズムとしては、茶カテキンが脂肪の分解と消費に働く酵素を活性化し、脂肪の代謝を高めることで、内臓脂肪を減らすと考えられています。

さらには**茶カテキン540ミリグラムを毎日とると、1日あたり約100キロカロリー（ジョギング約10分相当）のエネルギーを消費できる**といいます。

茶カテキンは、緑茶や抹茶などのお茶に多く含まれています。ウーロン茶や紅茶にも含まれますが含有量は少なく、麦茶には含まれていません。

最近は茶カテキン飲料もいろいろ出回っているので、利用するのもいいと思います。

私自身も、茶カテキンを積極的に食生活に取り入れています。

私のダイエットストーリーは「おわりに」で詳しく述べますが、ダイエットに成功した現在は、よりカッコイイ体を目指して日々エクササイズに励んでいます。

ダイエットに成功したときの**体脂肪率は11・7％**。

かなり細身ですが、もう少し落として1ケタ台にしてみたいというのが、私のひそかな目標でした。

ちなみに**1ケタ台というと、アスリート並みの体脂肪**です。

ところがこれくらいになると、1%を落とすのはなかなか難しいのです。

トレーニングもがんばっていたし、食事も気をつけて、たんぱく質もしっかりとっていたのに、11・7%でピタリと止まってしまっていました。

「もうこれ以上は落ちないかもしれないな……」

とあきらめかけていたとき、たまたま**茶カテキンの効果**を知る機会があり、試してみたのです。

► 茶カテキン飲料の脂肪消費効果

腹部内臓脂肪面積の変化

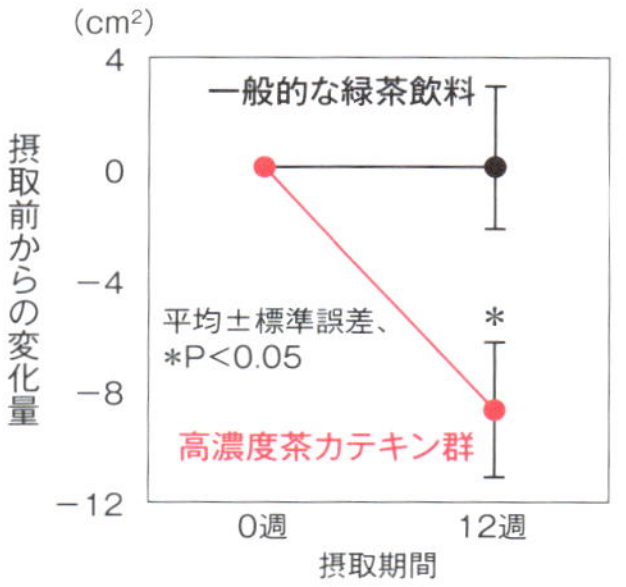

内臓脂肪面積9.0cm²減

(出所) 土田隆ら Prog.Med.,22,2189-2203,2002より作図

＊男性43名、女性37名の計80名を、A：高濃度茶カテキン群（39名）とB：一般的な緑茶飲料群（41名）に分けて、食生活および運動量を日常生活はそのままに維持した状態で、毎日1本を12週間飲み続けた結果

茶カテキン飲料の
日常活動時の脂肪消費効果

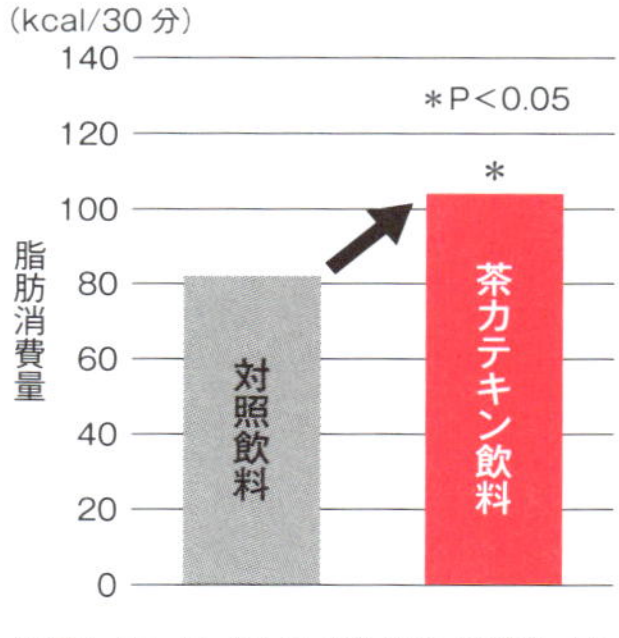

(出所) J.Health Sci.,51,233-236 (2005) より作図

＊健常成人14名に高濃度茶カテキン飲料（1本当たり茶カテキン570mg含有）または対照飲料（1本当たり茶カテキン0mg含有）を1日1本飲用。8週間摂取後に、ウォーキング時の呼気を分析（摂取期間中、週3回ウォーキング、30分）。データは平均値

まずは茶カテキン入りの飲料をトレーニングのときに水代わりに飲んでみました。ゴルフにもよく行くのですが、そのときの飲み物も茶カテキン入りのスポーツドリンクにしました。

ちなみにスポーツ飲料について述べると、一般的なスポーツ飲料には、かなりの糖分が含まれています。スポーツ飲料を飲みすぎて糖尿病が悪化してしまう人も少なからずいます。

血糖値が上がるから、もちろんダイエットにもよくありません。

そして、茶カテキンドリンクを飲みつづけて1カ月後。**ついに体脂肪が10・6%になった**のです。

もちろん茶カテキンのおかげだけとはいえないでしょうが、あきらめかけていただけに喜びは大きかったです。

茶カテキンのいいところは、飲んで日常の活動を行

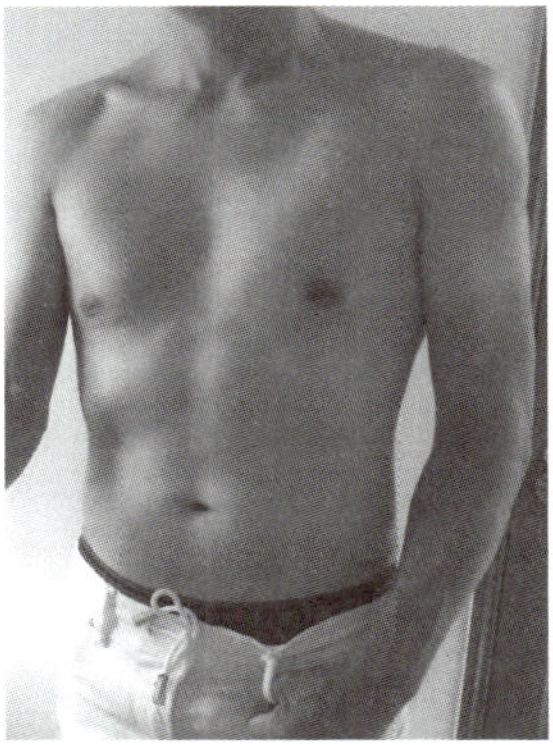

2018年8月
体脂肪率 11.7%

1カ月後

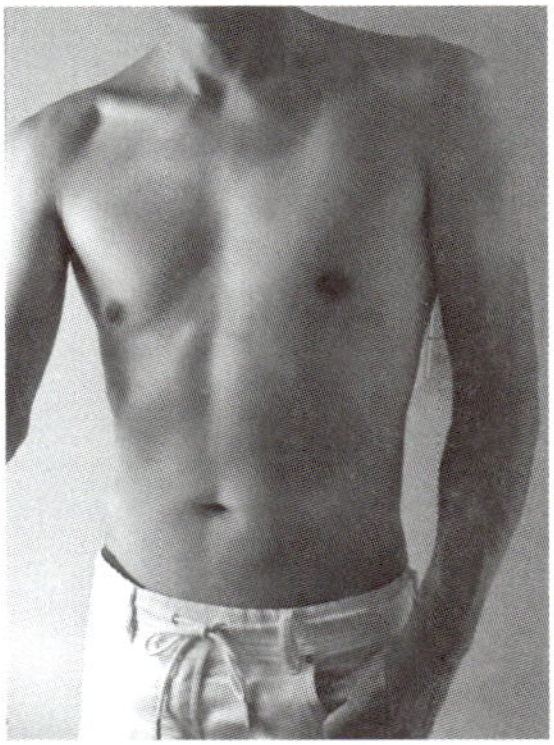

2018年9月
体脂肪率 10.6%

＊著者本人がトレーニング時に1カ月間毎日茶カテキン入りの飲料を飲み続けた結果

うだけで、カロリーの消費量を上げてくれるところだと思います。
忙しい人、体に不調があってなかなか運動ができない人には、とくにおすすめです。

Dr.池谷の
ココがポイント!

14

内臓脂肪を減らすスーパーフードのひとつが「茶カテキン」。飲んで生活するだけで、カロリーの消費量が上がる。

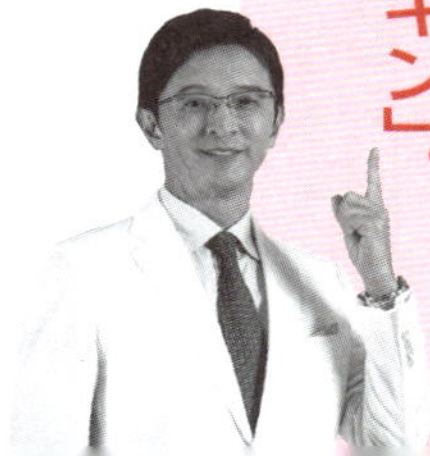

池谷式スーパーフード 2

もち麦
——食物繊維が豊富で、カロリーは白米の2分の1

「もち麦」は、ヘルシーフードとして最近、ちょっとしたブームになっているようです。
もち麦は**「カルシウム」や「鉄分」「カリウム」「ビタミンB_1」「たんぱく質」などが、**

バランスよく含まれている大麦の一種です。

また、**もち麦のいいところは、なんといっても豊富な「食物繊維」で、白米の約25倍も含まれてます**。

なかでも**水溶性食物繊維の「β-グルカン」**がポイント。糖分や脂肪の吸収を抑え、大腸で善玉菌のエサになって善玉菌を増やしてくれる働きもあります。

そして食感はプチプチ、モチモチして、とてもおいしいです。

食べ応えもあるし、食物繊維のおかげで腹持ちもいい。それでいて**カロリーはご飯の2分の1**です。

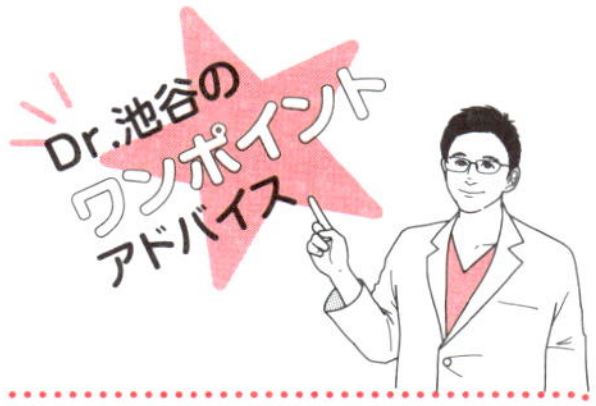

もち麦はこうやって食べよう！

もち麦は白米と一緒に混ぜて炊くだけ。

加える量はお好みですが、最初は白米1合につき、もち麦50グラムほどから始めるといいでしょう。

慣れてきたら、白米ともち麦を半々くらいにしてもいいと思います。

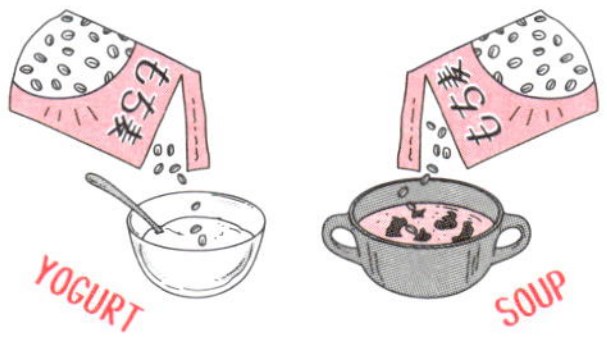

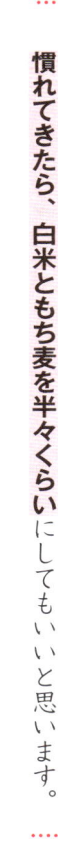

私がもっぱら愛用しているのは、**市販の「もち麦スープ」**です。
蒸しもち麦のパックとインスタントスープがセットになっていて、お湯を注ぐだけですぐに食べられます。手軽なのでランチによく利用します。
蒸しもち麦だけのパックもあって、これも市販のスープに入れたり、サラダやヨーグルトにトッピングしたりと、とても便利です。

Dr.池谷の
ココがポイント!

15

ダイエット中は「もち麦」がおすすめ。食物繊維が豊富で、腹持ちもよく、そのうえカロリーは白米の2分の1。

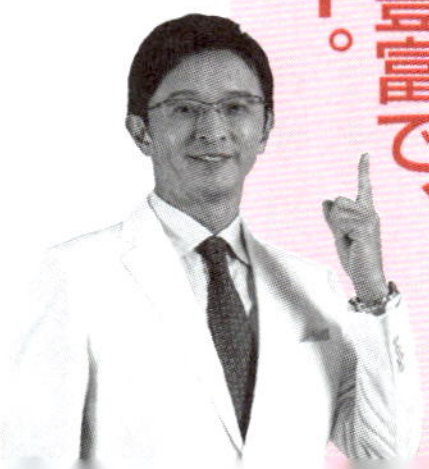

池谷式スーパーフード 3

ブロッコリー
――ダイエットの強力なお助け食材

わが家では、ほぼ毎日のように**「ブロッコリー」**が食卓に並びます。サッとゆでるだけで食べられるので、主菜の付け合わせにしたり、サラダやスープに入れたり、とても重宝しています。

じつは**ブロッコリーはダイエットを強力にサポートしてくれる野菜**なのです。

まずなんといっても「食べ応え」があります。

主食を減らした分、ちょっと物足りないなというときでも、ブロッコリーが埋め合わせをしてくれます。

食物繊維も豊富なので、腹持ちもいいです。

また**ブロッコリーは「野菜の王様」と呼ばれるほど栄養価もすぐれています**。

「ビタミンC」「ビタミンE」「ビタミンK」のほか、「葉酸」「カリウム」「マグネシウム」、それに「酵素」「フィトケミカル」も豊富に含まれています。

なかでも**「スルフォラファン」というフィトケミカルの一種は注目の成分**。

強力な「抗酸化作用」「抗炎症作用」があることが知られ、さまざまながんを予防する効果があることが報告されています。

ブロッコリーの新芽である**「ブロッコリースプラウト」**には、さらに高濃度のスルフォラファンが含まれているとされています。

こちらは生で食べられるので、サラダのトッピングにピッタリです。私も週に2～3回は食べます。

食べ応えがあって、しかもがん予防をはじめとした健康増進効果があるブロッコリー。

ぜひ、みなさんも毎日の食生活に取り入れてみてください。

Dr.池谷の
ココがポイント!

16

「野菜の王様」ブロッコリーは、栄養がとにかく豊富。内臓脂肪を落とす、強力な味方にもなる。

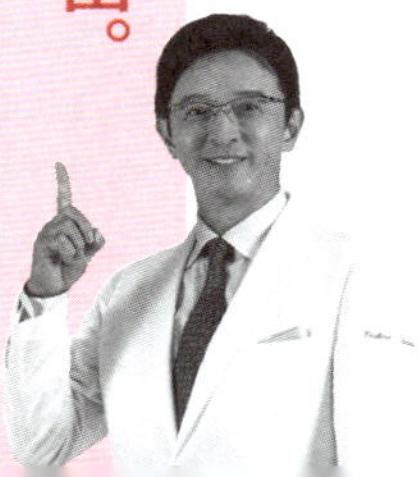

池谷式スーパーフード 4

サバ缶――魚の油で内臓脂肪を撃退する！

「サバ缶はダイエット効果があります」

以前、テレビ番組でこのように発言したところ、店頭から売り切れになる騒ぎになってしまった**「サバ缶」**。

サバには**「EPA（エイコサペンタエン酸）」「DHA（ドコサヘキサエン酸）」**が豊富に含まれています。

「EPA」「DHA」は、「オメガ3系不飽和脂肪酸」です。

魚に多く含まれ、中性脂肪が合成されるのを防ぎ、脂肪の分解を促進します。

そして、動脈硬化の進行を抑制して心筋梗塞、脳梗塞を予防する効果があります。

かつて千葉県で行われた疫学調査で、漁村に住む人たちと農村に住む人たちとを比較したところ、漁村の人たちでは農村の人たちに比べて脳卒中、心筋梗塞を起こす率が少なかったのです。

その原因は、魚の摂取、つまり「ＥＰＡ」「ＤＨＡ」の摂取量の違いにあったことがわかりました。事実、漁村の人たちの血中のＥＰＡ、ＤＨＡ濃度は、農村の人たちの値よりも明らかに高くなっていたのです。

そのほか、日本のみならず世界各国の医学的な研究が行われた結果、現在ＥＰＡとＤＨＡは「脂質異常症の治療薬」として広く使われるようになりました。

「ＥＰＡ」「ＤＨＡ」をとれば、血液中の脂質のバランスが改善するとともに、血小板の過剰な活性化が抑えられて動脈硬化の進行を防ぐことに役立ちます。さらに、**腸壁から出る「やせホルモン（ＧＬＰ−１）」の分泌も促され、内臓脂肪を減らす効果が期待できる**と考えられるのです。

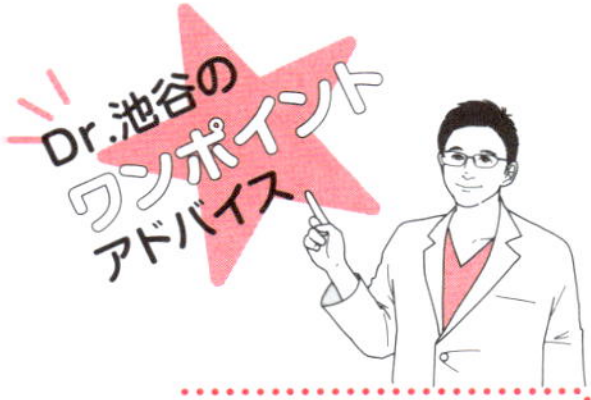

「ＥＰＡ」と「ＤＨＡ」の摂取には、水煮缶を汁ごと使おう

では、「ＥＰＡ」「ＤＨＡ」は、どれだけとればいいのでしょうか。

両方合わせて1日に1グラムとるのがいいとされています。

これは魚の切り身1切れに相当します。中トロの刺身ならば4切れ程度です。

ただ、料理法が問題です。

焼き魚や煮魚、フライなどにすると、せっかくの「EPA」「DHA」が流れ出てしまいます。

そういう意味で、**「EPA」「DHA」が効率的に摂取できる缶詰がおすすめ**なのです。とくに**味のついていない水煮缶は、さまざまな料理に使えて便利**です。

コツは汁ごと使うこと。

スープや炊き合わせにするといいでしょう。

魚は調理が面倒という人でも缶詰なら使いやすいし、安価なのも魅力的だと思います。

このような理由でテレビ番組で何度かおすすめしたところ、ちょっとした「サバ缶ブーム」が起きて、「先生のせいでサバ缶が買えなくなった」と患者さんに怒られてしまったこともあります。

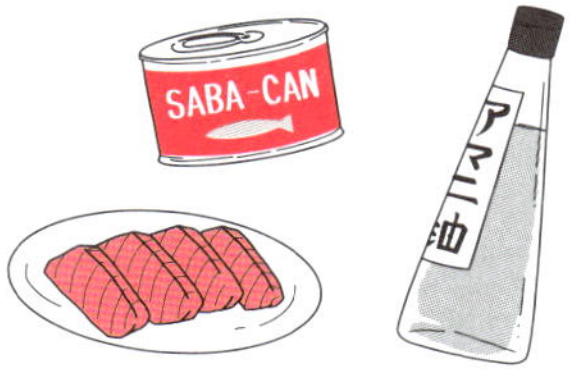

▶ サバ缶レシピ

★サバ缶と野菜のトマトソース煮込み

◉材料（1人分）

サバ水煮缶……200g、キャベツ……1枚、玉ねぎ……1/4個、ブロッコリー（ゆでたもの）……2〜3房、市販のトマトソース……1/2缶、オリーブオイル……大さじ1/2、粉チーズ……適量

◉つくり方

❶キャベツはひと口大のざく切りに、玉ねぎはくし切りにする。
❷フライパンにオリーブオイルを熱し、キャベツと玉ねぎを炒める。
❸市販のトマトソースとサバ水煮缶を加えて5分ほど煮る。
❹器に盛ってブロッコリーをのせ、粉チーズをかける。

【POINT！】

食物繊維が豊富な葉野菜に栄養成分の宝庫ブロッコリー、さらにサバとトマトの栄養成分が加わった最強レシピ。お酒のおつまみにも。

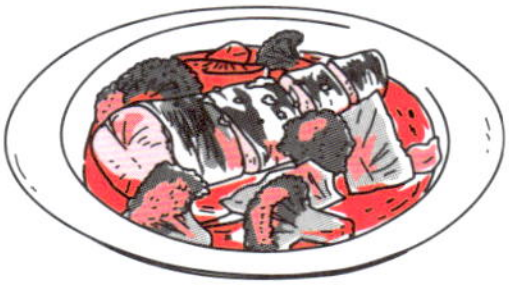

★サバ缶ちょい足しレシピ

◉サバ×わさび醤油
醤油をかけてわさびの辛みと香りをアクセントに。

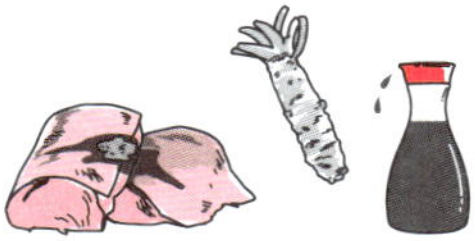

◉サバ×黒こしょうレモン
レモン汁と粗挽き黒こしょうをたっぷりかけて。

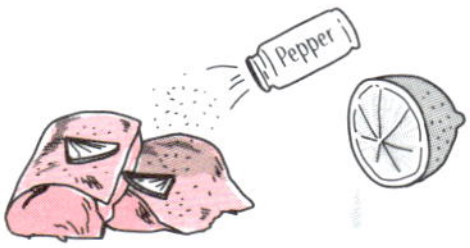

◉サバ×ヨーグルトソース
ヨーグルトにおろしにんにくを少し混ぜてトルコ風に。

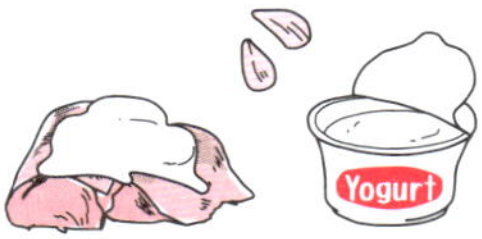

◉サバ×オーロラソース
マヨネーズ＋トマトケチャップのやさしい味わいのソースで。

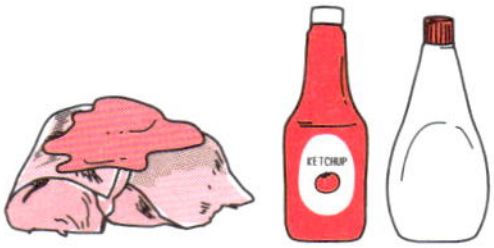

なお、「缶詰であっても魚は苦手……」という人は、サプリメントでとっても結構です。

または、魚を食べることには及びませんが、**「EPA」と同じ「不飽和脂肪酸（オメガ3系脂肪酸）」である亜麻仁油、えごま油を摂取するのもいい**と思います。

ただし、熱に弱いので加熱調理には向きません。

「EPA」「DHA」を積極的にとるのと同時に、**肉の脂身などの飽和脂肪酸、サラダ油などのオメガ6系脂肪酸を減らすことも大事**です。

Dr.池谷の
ココがポイント!

17

「サバの水煮缶」は、内臓脂肪を減らすだけでなく、動脈硬化の予防も期待できて、おすすめ。

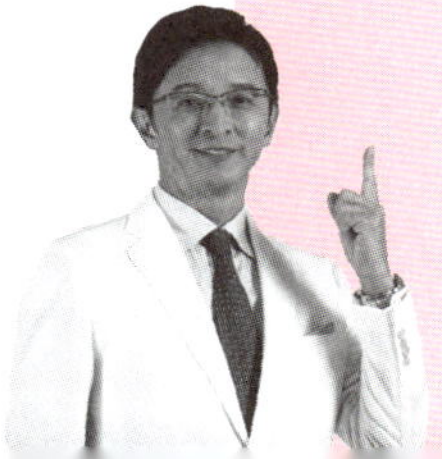

池谷式スーパーフード 5

スープカレー――ダイエット中でも食べてOK!

みんなが大好きなカレーライスですが、**ダイエットには少々不向きな食べ物**でもあります。

多くのカレールーには糖質も脂質もたっぷり含まれています。これをご飯にかけて食べたら、糖質もカロリーも大変なことになります。

でも、ダイエット中もカレーが食べたいときがありますよね。

そこで私がおすすめするのが**「スープカレー」**です。

北海道発祥のスープカレーは、とろみの少ないサラサラのスープに大きめの具材が入っているのが特徴です。

ルーに小麦粉が多く使われていないから、糖質もカロリーも低めです。

最近はスープカレーも種類豊富なレトルトタイプが出ているので、取り寄せて楽しんでいます。

このスープカレーに、先に紹介したもち麦を入れれば、ご飯はなくても大満足。食物繊維が豊富なおからパウダーをトッピングしても、ボリューム感がアップします。コンビニのサラダチキンを入れても、おいしくいただけます。

ただし、市販のスープカレーのすべてが糖質が低いというわけではないので、**買うときは栄養成分表示をよく見て選んでください**。

Dr.池谷の
ココがポイント!

18

カレーを食べたくなったら「スープカレー」にしよう。糖質もカロリーも低め。ただし、買うときは「表示」に注意。

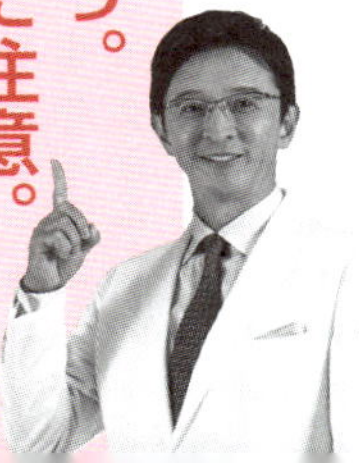

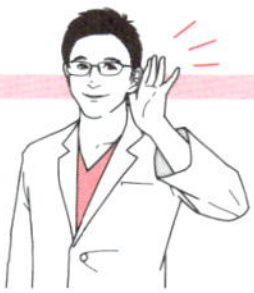

Dr.池谷の耳寄りコラム

▼ダイエットしたいなら、「食後血糖値」を意識しよう

私は簡単に血糖値を測ることができる**「血糖自己測定器」**をもっていて、時々自分の血糖値を測っています。

糖尿病ではないのですが、何をどのくらい食べると血糖値が上がるかを肌感覚で知っておくことは、仕事上、大事なことですし、自分のダイエットにも役立ちます。

これで測ると、**「何を食べると血糖値が上がりやすいか」**がてきめんにわかります*。

たとえば**カレーライスなどは、血糖値の上昇がすごい**です。

私の空腹時血糖値は約90ミリグラム／デシリットル（mg/dl）でこれは正常値なのですが、レトルトのカレーを白いご飯にかけて普通に食べて、食後1時間くらい経ってから測ると、160ミリグラム／デシリットルくらいにまでポンと跳ね上がっています。チャーハンなども同じくらい上がります。

自分の食べたもので血糖値がリアルに上昇するのを見ると、ちょっと怖くなるものです。

私の場合、体質的に「食後血糖値」が上がりやすいこともあります。

だから何も考えずに食べていた30代で、あれだけ太ってしまったのだと思います。

糖尿病でもなければ、必ずしも「血糖自己測定器」をもつ必要はありません。ただ、**ダイエットしたいなら「食後血糖値」を常に意識する**のは重要だと思います。

跳ね上がった血糖値を落とすためにせっせとインスリンが分泌されるわけですし、また**高血糖の状態が続くと、血管にもダメージが及びます**。

それを考えると、**体に負担をかけない（=急に血糖値を上げない）食べ方**をすることがいかに大事かを痛感します。

＊食後血糖値は本来、食後2時間ほどたったときに測り、140ミリグラム／デシリットル未満であれば正常、140ミリグラム／デシリットル以上だと食後高血糖となります。

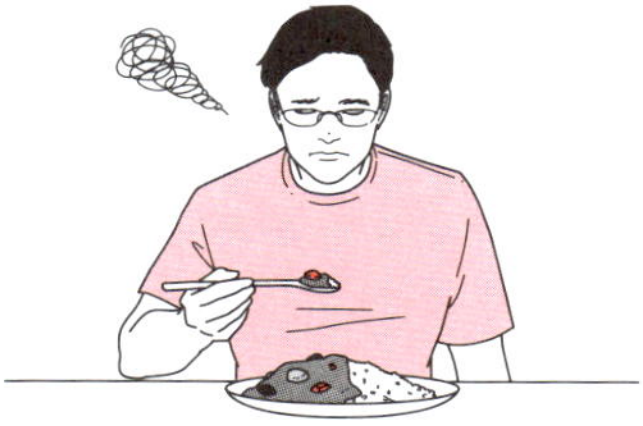

第4章……

ラクラク池谷式メソッド③
キツくない！ 続けられる！
エクササイズ
〈ゾンビ体操編〉

★ダイエットの「仕上げ」には、運動がやはり効果的

この章では「池谷式メソッド」におけるエクササイズの工夫を紹介します。

「池谷式メソッド」では、食事が9割と述べましたが、**「仕上げ」の部分では運動も取り入れたほうがいい**のです。

それには3つ理由があります。

❶運動なしでやせると、やつれて見える

ただやせるだけだと、女性の場合は体のラインのメリハリがなくなったり、男性も貧弱なボディになったりしがちです。

どうせならば**「若々しい、カッコイイ体」を手に入れて、人生を一変させましょう!**

❷筋肉が増え、代謝が上がる

運動をすることで筋肉が増えます。

筋肉が増えると、代謝がアップし、やせやすい体になるのです。

❸健康維持にも重要

運動は、健康維持のためにも重要です。

人間の体は、動かすためにできています。

運動不足は動脈硬化、脳梗塞、心筋梗塞などを引き起こしかねません。認知症やがんも、運動不足が関係するといわれます。

長生きしても、長患いや寝たきりでは、本人もまわりもつらいものです。やはり**「健康寿命」が重要**です。

何歳になっても自分の足で歩いて、元気に過ごしたいものですよね。

そのためにも、**やっぱり運動は欠かせない要素**なのです。

★「ゾンビ体操」でやせる！

私は長年、生活習慣病の患者さんを診察してきました。

糖尿病、脂質異常症、高血圧をはじめとした生活習慣病には、投薬などの治療ばかりでなく、食事療法や運動も取り入れる必要があります。

そこで患者さん一人ひとりに合わせた運動を提案すると、みなさん「わかりました」といって帰って行かれます。

ところが、その後、「運動はしていますか?」と尋ねると、ほとんどの人が「やっていません」とお答えになるのです。

そしてみなさん、口々に**「できない理由」**を述べはじめます。

「時間がないから」「あちこちが痛いから」「寒いから」「暑いから」「花粉症だから」などなど……。

そこで、そうおっしゃる患者さんの気持ちになって、

「こういうのはどうかな?」

「これならやれるかな?」

と**私自身であれこれやってみて、試行錯誤の末に編み出したのが、「ゾンビ体操」**です。

「ゾンビ体操」は、1セット5分以内でその場でできる有酸素運動です。

この動きを**日々の生活の中に3セット取り込むことによって、1日で「30分のウォー**

キング」をしたことにも相当するのですから、我ながら**「究極のエクササイズ」**だと自負しています。

まったく運動をしていなかった人、大の運動嫌いという人でも「これならできた！」といってもらえます。

「この運動をやってから、体調がすごくいいんです！」

「ダイエットが加速しました！」

などのうれしい報告もいただきます。

職場でもできる「ゾンビ体操プチ・バージョン」（159ページ）もあわせて紹介するので、ぜひ取り入れてみてください。

Dr.池谷の
ココがポイント！

19
内臓脂肪を減らすには、やはり運動は効果的。私がいちばんおすすめする運動は、「ゾンビ体操」。

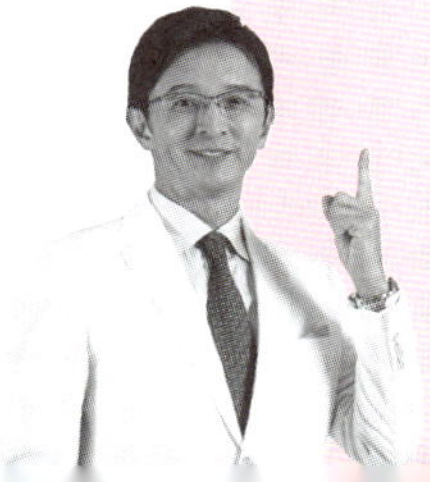

★「ゾンビ体操」の4大メリット

「ゾンビ体操」のメリットを整理すると、次の4つになります。

ゾンビ体操のメリット 1

日常の「ついでに」できる
——がんばらなくていい

太っているときは、運動どころか、体を動かすのもしんどいものですよね。

「毎日1時間ウォーキングをしましょう」

「ジムに通ってトレーニングをしましょう」

などの時間のかかるもの、ハードなものは、いくら効果的でも、なかなか実行に移すのが難しいものです。

そんな**運動が苦手な人にぴったりなのが「ゾンビ体操」**なのです。

「ゾンビ体操」は**日常生活の中で「ついでに」できるもの**で、時間もかかりません。

日常生活の中でちょっと工夫をするだけで運動になるので、ぜひともみなさんに取り入れていただきたいと思います。

ゾンビ体操のメリット 2 すばらしい運動効果がある——10分のウォーキングと同じ運動量

「誰でも簡単にできる運動」というと、

「たいした運動効果がないのでは？」

と思われるかもしれませんが、**じつはゾンビ体操の運動量はかなりのもの**があります。

もともと私は、テレビを見ながらできる**「その場ジョギング」**を推奨していました。

ちなみに**ジョギングは普通に歩く2～3倍のエネルギーを使う**といわれています。

「『その場ジョギング』に上半身の動きをプラスしたらどうだろうか」

そう考えてできたのが「ゾンビ体操」です。

詳しいやり方は後述しますが、**脱力して、子どもがイヤイヤをするように、上半身を振り動かす**のです。

動きがちょうど「ゾンビ」のようなので「ゾンビ体操」と名付けました。

この体操の最大の魅力は、**どんな運動嫌いでもでき、すばらしい運動効果がある**こと。

「たったこれだけのことで?」と驚かれるかもしれませんが、1セット行うだけで10分のウォーキングと同じ運動量があります。

1日3回やれば、30分のウォーキングと同じ運動量に匹敵するのです。

ゾンビ体操のメリット 3

下半身すべての筋肉を鍛えられる！

「ゾンビ体操」は、**お腹を意識しながら行うことで、下半身のほぼすべての筋肉を鍛える**ことができます。

ちなみに下半身には、お腹から足まで、全身の6〜7割の筋肉が集中しています。

筋肉を使うと「ブラジキニン」という生理活性物質が出ます。

これが血管の内側の壁から、「NO（エヌオー）」というガス状の物質を出します。

「NO」とは「一酸化窒素」のことで、**血管をしなやかに保ち、傷ついた血管を修復して若々しく**してくれます。**血管と心臓の健康には欠かせない物質**です。

つまり、「ゾンビ体操」をすることで血管がマッサージされることになり、結果的に若々しい状態を保ってくれるのです。

さらに、この体操はつま先から着地するため、関節への負担が軽く、**足腰に痛みを抱**

えている人でも、無理なく安全にできるのも特徴です。

ゾンビ体操のメリット 4

「リラックス効果」もあり！

さらに、「ゾンビ体操」の4つめのメリットとして**「リラックス効果」**もあります。

現代人は誰もが忙しく、心も体も疲れてストレスが溜まっています。

そんなみなさんに、**「運動を『ストレス発散の場』にしてほしい」**と思ったのが「ゾンビ体操」の発想の原点でもあります。

上半身をユラユラ動かすことで血行がよくなり、肩や首のこりもほぐれます。

患者さんにもすすめてみたら、

「先生、これすごくいいじゃないですか！」

「肩こりがとれました」

「これをやっていると、自然に笑顔になっているんです」

と大評判。そこでメディアで広く紹介することにしたのです。

楽しくできてリラックス効果がある、それでいて運動効果はバッチリ。

ただ一点だけデメリットがあるとすれば、動きがコミカルなので、外や人前でするのはちょっと難がああることです。

でも、**立つスペースさえあればＯＫ**なので、家の中でやれば大丈夫です。

詳しいやり方は、次ページで紹介するとおりです。

ぜひともこの「ゾンビ体操」を毎日の生活に取り入れてみてください。

Dr.池谷の
ココがポイント!

20

「ゾンビ体操」は「ついでに」できて、リラックス効果もあり。おまけに、下半身すべての筋肉が鍛えられる!

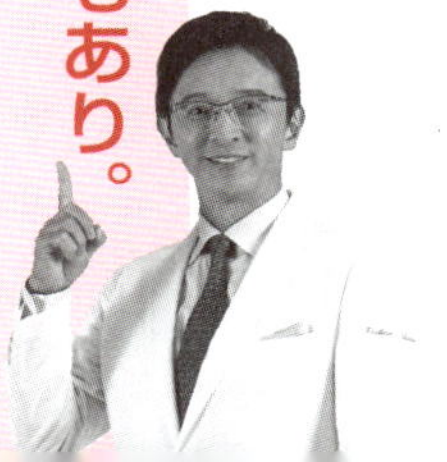

▶ 池谷式「ゾンビ体操」〈初級編〉

❶足踏み運動

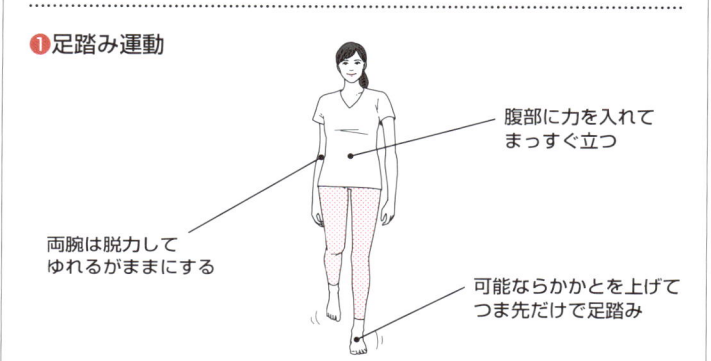

腹部に力を入れて
まっすぐ立つ
両腕は脱力して

可能ならかかとを上げて
つま先だけで足踏み

- まずはお腹を凹ませるように力を入れ、背筋を伸ばして胸を張って立つところからスタート。肩・腕・手の力を完全に抜く。
- 両腕を思い切り上げてから、力を抜いて下ろし、両腕をダランと垂らす。背中を丸めないように注意する。
- 姿勢を保ったまま、その場で小刻みに足踏みする。できればかかとを上げた状態で、つま先だけで行うとより効果的。足の痛みがある人や筋力の低下している人は小刻みに足踏みする程度でOK。

❷イヤイヤ運動

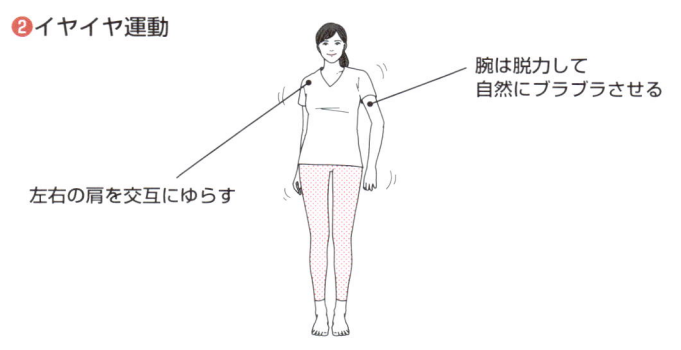

腕は脱力して
自然にブラブラさせる
左右の肩を交互にゆらす

- 足踏みを止めて、子どもがイヤイヤをするときのように両肩を前後に動かし、上半身をひねる。両腕は肩の動きに合わせてブラブラとゆれるがままにする。

★❶を体調に合わせて15〜60秒、次に❷を15〜60秒。これを1セットとし、朝・昼・夜と毎食30分後、合計3セット行う。

＊時間は目安です。無理のない範囲で、自分のペースで行ってください。

▶池谷式「ゾンビ体操」〈上級編〉

❶下半身の足踏み運動＋イヤイヤ運動

初級編の2つの動作を同時に行う

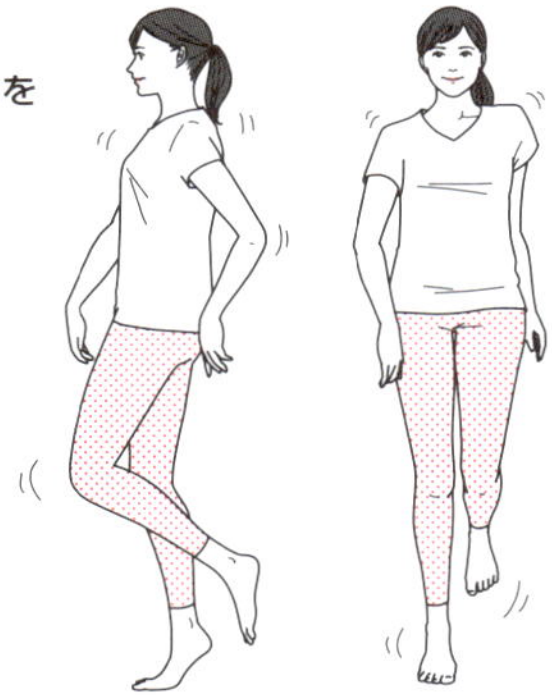

初級編の❶と❷を同時に行う「上級編」。足踏みは、その場でジョギングするように少し膝を上げてリズミカルに足踏みしてもよい。足踏みまたはその場でのジョギングに合わせてイヤイヤするように肩を前後に動かす（このとき、脱力した両腕がブラブラと自然にゆれる）。

❷❶の運動を1分間行ったあと、30秒間ゆっくりと足踏みをする

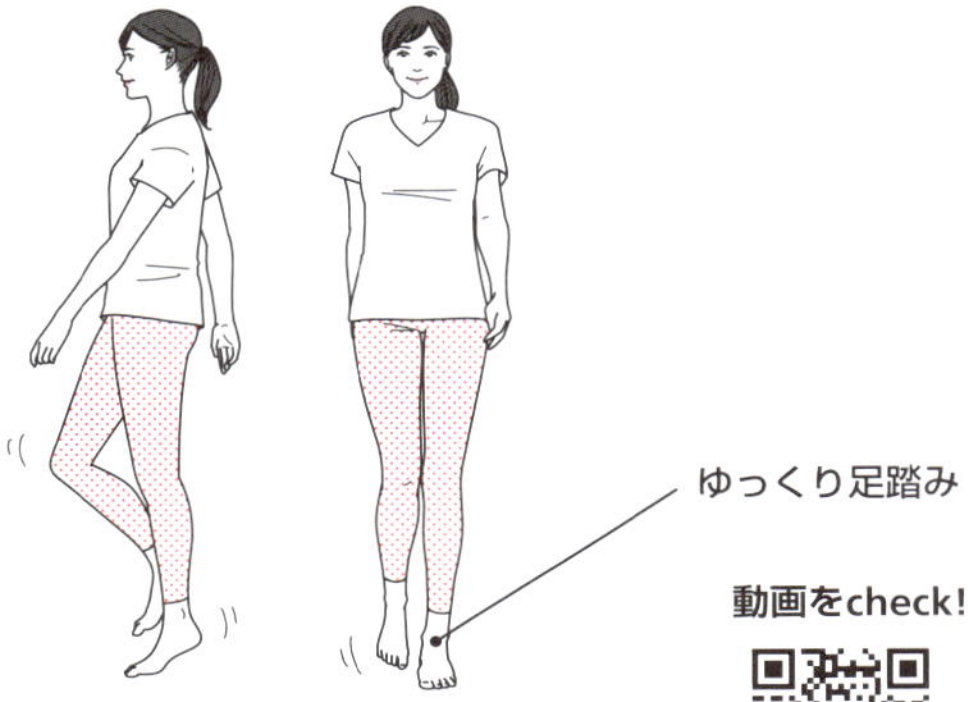

動画をcheck!

YouTube
「池谷敏郎
Official Channel」

★初級編で物足りない人はこちらの上級編を。❶と❷を1セットとして、3セット繰り返す。これを1日3回行えば、約30分歩いたのとほぼ同じ運動量に。

＊時間は目安です。無理のない範囲で、自分のペースで行ってください。

★トイレ、職場、自宅でもできる！「シチュエーション別ゾンビ体操」を紹介

1回約5分の「ゾンビ体操」ですが、患者さんの中には「忙しくてその時間さえも惜しい」という人もいます。また、ビジネスパーソンの中には「職場ではまわりの目があるので、『ゾンビ体操』はやりにくい……」という声もいただきます。

そんな人のために、「シチュエーション別ゾンビ体操」も次に紹介します。

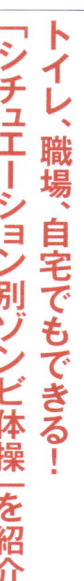

ゾンビ体操 1 トイレタイムにできる！「ゾンビ体操」
——普通にトイレに行ったらもったいない！

どんなに忙しい人でもトイレには行きますよね。

一般的には1日、4〜5回はトイレに行くと思います。これを利用して、「ゾンビ体操」をするのです。

まず立ち上がったら、**「イヤイヤ運動」をしながらジョギングのように足踏みをしつつ少しずつ進み、通常の2〜3倍の時間をかけてトイレに向かってください。**

牛歩のように、ちょっとずつ進むのがコツです。

そして、トイレに入ったらサッと座ってはいけません。

15秒くらいかけて徐々に膝を曲げながら腰を落としていき、スクワットのようにゆっくり座るのです。

用を足したら、またゆっくり15秒かけて立ちます。

これは結構キツいものです。

でも**スクワットはすばらしい下半身の筋トレ**になります。ここはがんばりどころです。

そして**トイレから出たら、また「ゾンビ体操」をしながら戻ります。**

座り仕事であれば、このときもゆっくりスクワットをしながら座ると、なお効果的だと思います。

いかがでしょうか？
これなら、無理なく「ゾンビ体操」を日常生活に取り入れることができるはずです。
ポイントは**「トイレに行きたい」と思ったら、早めに向かう**こと。
漏れそうになるのをガマンしてやるのは、健康によくありません。トイレをガマンして突然死というケースもあるからです。

やってみるとわかると思いますが、**1回やるだけで血行が促進されて、かなりの運動量**になります。

2分かけてトイレに行ってきたとすれば、2分の「ゾンビ体操」を1日5回で10分。通常の3回以上やったことになります。

1日分の「ゾンビ体操」が、トイレの往復でできてしまうのです。

Dr.池谷の
ココがポイント！

21

たった1回のトイレタイムに「ゾンビ体操」をするだけで、下半身の筋トレにもなる！ 血行も促進される！

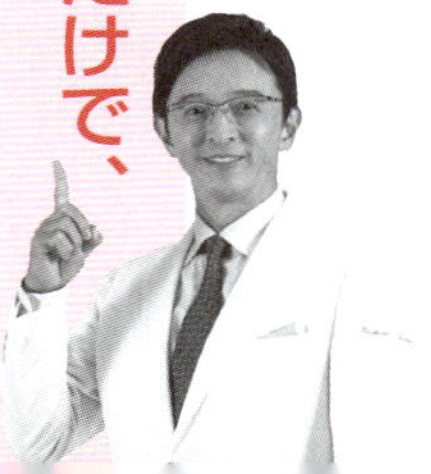

ゾンビ体操 2

職場でできる！「ゾンビ体操」

——オフィスでは「ゾンビ体操プチ・バージョン」がおすすめ

「そうはいっても、職場でゾンビはちょっと……」

という人もいらっしゃるでしょう。

その場合は、**ゾンビ体操の「プチ・バージョン」**はいかがでしょうか。

デスクから立ち上がって移動する際、**下半身は小走り、上半身は大きく腕を振るのではなく、不自然でない程度に振ります**。

あるいは、上半身を振らなくても、かわいらしく小走りするイメージでも大丈夫です。

ただし、運動量をアップする意味でも、前に進むスピードは普段の歩行よりも少し遅くするようにしましょう。その分、トイレには少し早めに立ち上がる必要がありますのでご注意ください。

さらに、あえて遠回りをしたり、階段を使って別の階に行くなどすれば、なおいいで

❸腰の位置はそのままで、上体を倒して背もたれに背中をつけ、両手で椅子をつかむ。

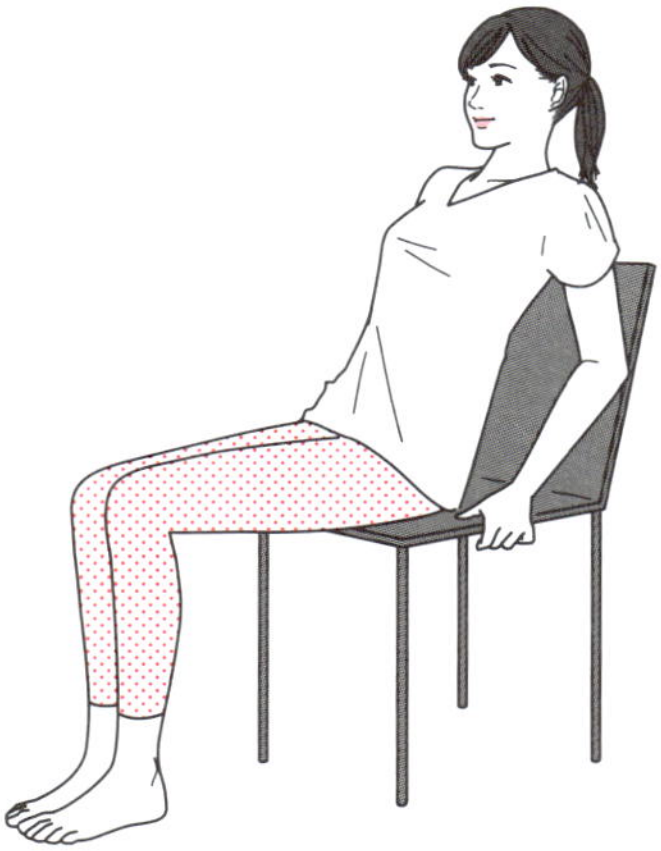

❹❸の姿勢から、片足ずつもも上げを行う（左右交互に3回ずつ）。

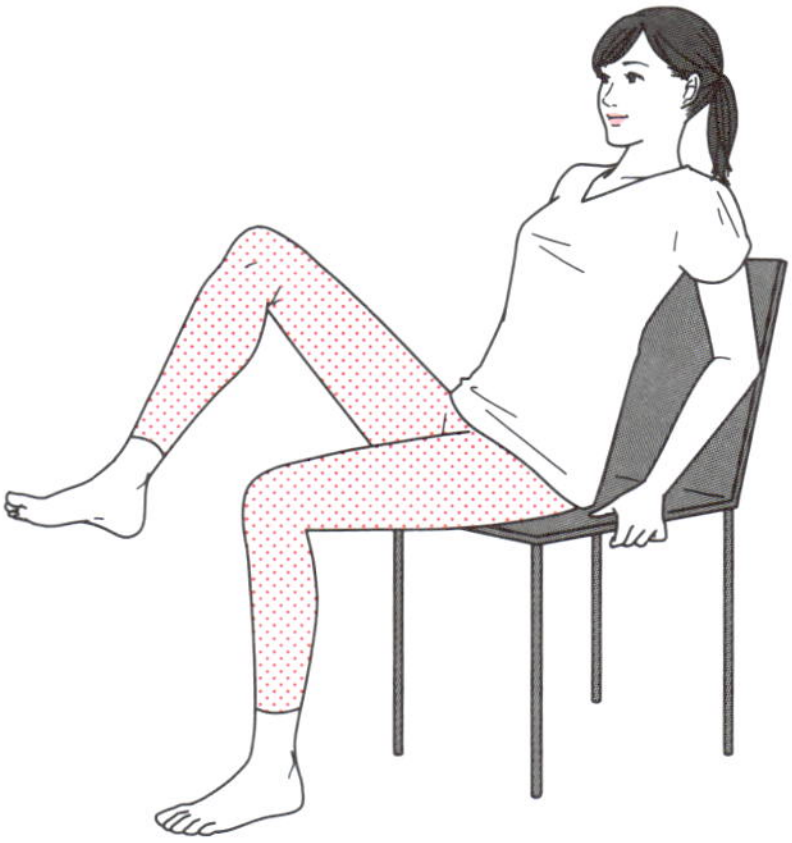

★❷〜❹を1セットとして3セットを朝・昼・夜と1日3回行う。

► 座ってできる「ゾンビ体操」

❶椅子に浅く腰かけて、背筋を伸ばし、お腹に力を入れる。

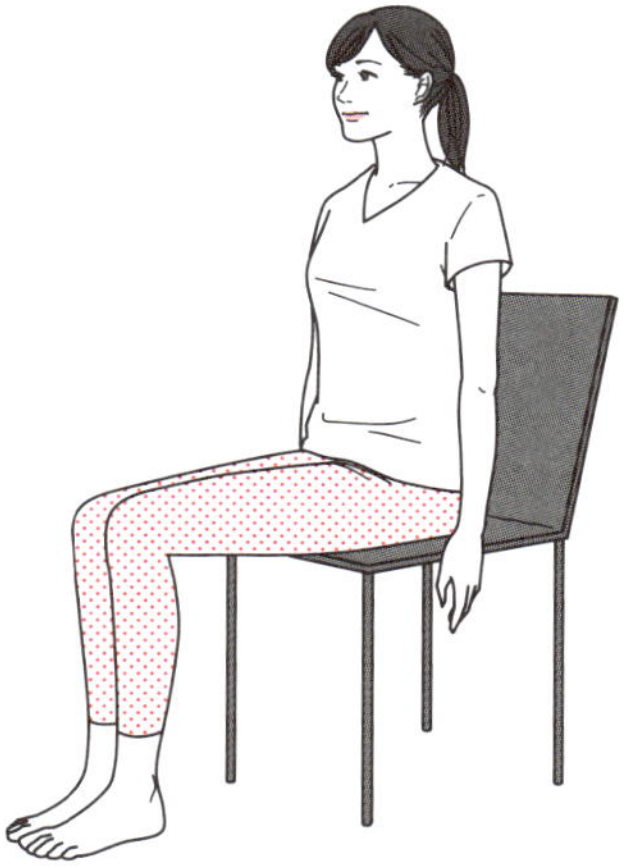

❷上半身だけイヤイヤ運動をする（30秒間）。

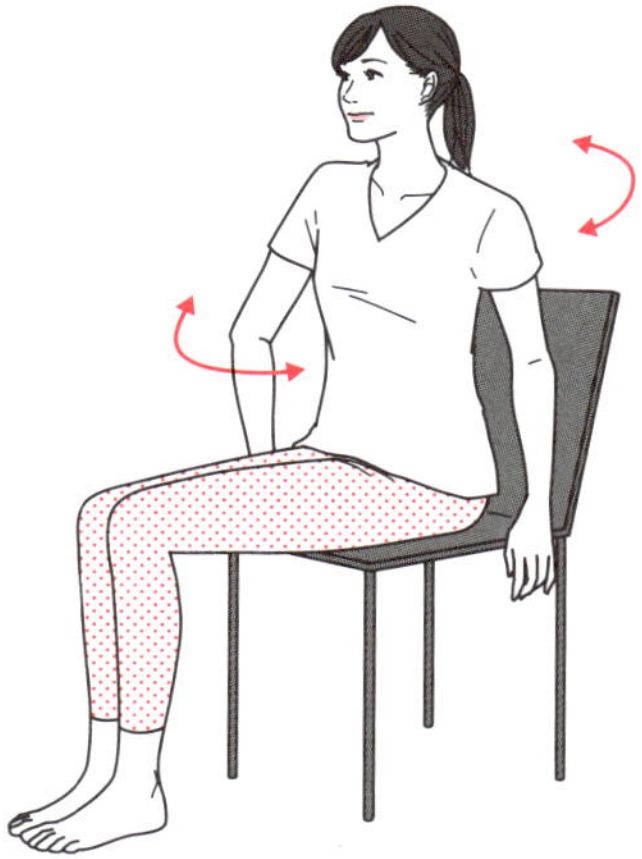

しょう。

とくに座り仕事の人は血行が悪くなりがちですから、**トイレついでのエクササイズは、ダイエットのみならず健康管理としてもおすすめ**です。

また前ページの座ってできる「ゾンビ体操」もぜひ試してみてください。

Dr.池谷の
ココがポイント!

22

職場では「プチ・バージョン」でOK!座ってできる「ゾンビ体操」をやってみよう!

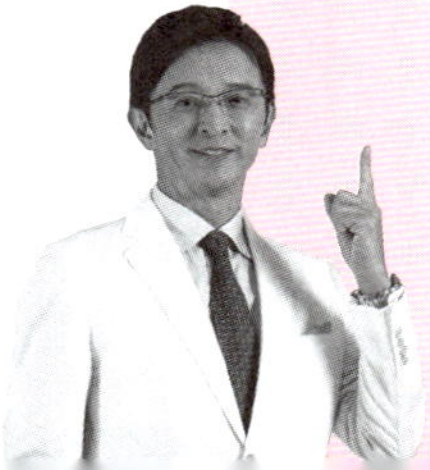

ゾンビ体操 3

自宅でできる!「ゾンビ体操」

――家にいるときは「ゾンビ生活」!

人目がある場所では、少々やりづらい「ゾンビ体操」ですが、家の中であれば、誰はばかることなく、思う存分行うことができます。

まず、トイレに行くときに限らず、**家の中を移動するときは、常に「ゾンビ体操」をして歩く**ようにします。

移動しなくても、その場で「ゾンビ体操」をしても構いません。

なんといっても**「ながら」でできるのが「ゾンビ体操」のいいところ**です。

- テレビを見ながら「ゾンビ体操」
- 音楽を聴きながら「ゾンビ体操」
- 家族と会話しながら「ゾンビ体操」

こうやって「ゾンビ体操」を取り入れた生活を、私は「ゾンビ生活」と呼んでいます。

「ゾンビ生活」は普通に生活するより、おおむね3倍のエネルギーを消費します。

「ゾンビ生活」をしていれば、内臓脂肪などつく余地もありません。

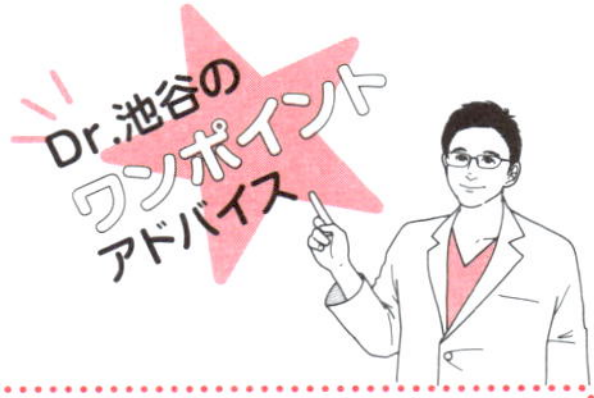

その腹筋運動、間違っていませんか？

43ページで、一般的な腹筋運動ではお腹は凹まないし、腹筋もつきにくいと述べました。

腹筋を鍛えたいなら、次ページで紹介する運動がおすすめです。

「プランク」は、腹筋はもちろん、「体幹（インナーマッスル）」をしっかり鍛えることができる運動です。

ちょっとキツいですが、地道に続ければ、確実に体が変わってきます。

►「正しい腹筋」の鍛え方

★腹筋運動その1

❶あお向けに寝て、膝は軽く曲げる。
❷上半身をゆっくりおへそをのぞき込むように2秒間かけて起こしていく。
❸上半身を2秒間かけてゆっくり戻す。このとき頭は床につけないようにする。
❹❶～❸を10回行う。

＊両手を伸ばして左右の太ももの上に軽くのせ、腹筋しながら太ももから膝をさするようにしても、やりやすい。

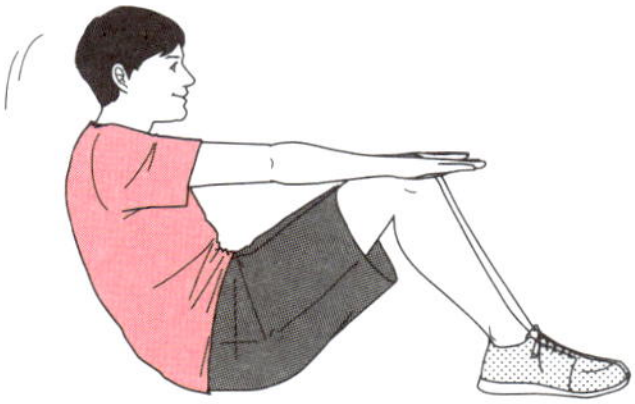

★腹筋運動その2

❶あお向けに寝て、股関節と膝を直角に曲げて下肢を浮かせる。
❷手を頭の後ろで組み、上半身を2秒間かけて起こす。
❸上半身を2秒間かけて戻す。このとき頭は床につけないようにする。
❹❶～❸を10回行う。

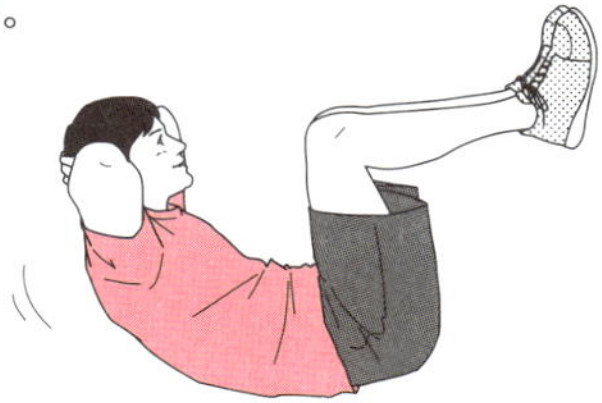

★プランク

❶うつぶせの状態から、肘を90度に曲げて前腕で体を支える。
❷足は肩幅に開いて、つま先を床につけ、膝を地面から離す。
❸肩から足首までが一直線になるように、お腹に力を入れてキープ。

＊お尻が突き出たり、腰が反らないよう、まっすぐに体を保つ。最初は10秒くらいから始めて、徐々に時間を延ばし、最終的には1分間続けられるまでがんばろう。

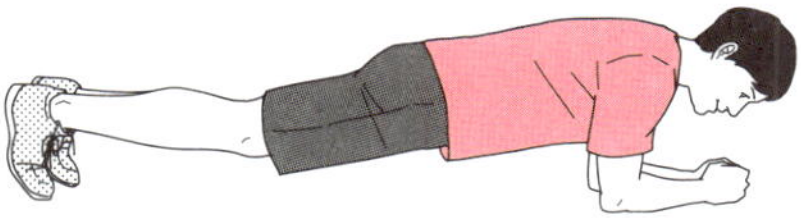

★運動におすすめのタイミングと時間は？

「運動をするならいつがいいですか？」

「何分くらい、運動すればいいですか？」

患者さんからよくいただく質問です。

運動におすすめのタイミングと時間についても、まとめておきましょう。

運動のタイミングと時間 1

運動するなら「食後30～60分」

運動のタイミングは、専門家によって意見が分かれるところです。

私のおすすめは「食後30～60分」です。

これは血糖値の上昇を抑えるためです。

血糖値は、食後1時間前後に最も高くなります。

血糖値が高くなるとインスリンが出て、血糖を細胞内に取り込みます。

このときエネルギーとして消費されなかった分は、肝臓に蓄えられたり、脂肪細胞に溜め込まれたりします。

食後に運動をすれば、血中のブドウ糖をエネルギーとして使うので、血糖値を下げることになり、脂肪が蓄積されにくくなるのです。

だから、運動するなら「食後30〜60分」を私はおすすめしています。

ちなみに「食後すぐ」に運動を始めるのは体にとって好ましくありません。

消化のために30分は体を休ませてあげましょう。

その後、30分くらいまでの間に体を動かすといい、ということです。

運動のタイミングと時間 2

軽い有酸素運動10分でOK

食後の運動といっても激しい運動をする必要はありません。**軽い有酸素運動を10分程度すればOK**です。「ラジオ体操」のような体操でもいいし、もちろんゾンビ体操でもいいでしょう。

少し散歩をするのもおすすめです。外にランチを食べに行ったら、少し遠回りをして帰ってくればいいのです。

家にいるときならば、歩いて買い物に出かけるのも一案です。

もし食べすぎたときや、ダイエットを加速させたいというときは、**さらに10分程度、運動を追加する**といいと思います。

運動のタイミングと時間 3

夕食後の運動で「なかったこと」に

同じ食後でも、朝食後、ランチ後、夕食後などいろいろありますが、私が**とくにおすすめしているのが「夕食後の運動」**です。

夕食後であれば比較的時間もとりやすく、10分×2セットなど、まとまった運動ができるからです。

「今日は少々食べすぎたな」というときは、夕食後に積極的に運動しましょう。

私はこれを**「なかったこと運動」**と呼んでいます。

少々食べすぎても、その日のうちに体を多く動かすことで「なかったこと」にしてしまおうという作戦です。

ぜひ無理のない範囲で、夕食後の「なかったこと運動」を日常に取り入れてみてください。

Dr.池谷の
ココがポイント！

23

運動するなら「食後30～60分」に「軽い有酸素運動10分」。食べすぎた日は、夕食後の「なかったこと運動」がおすすめ。

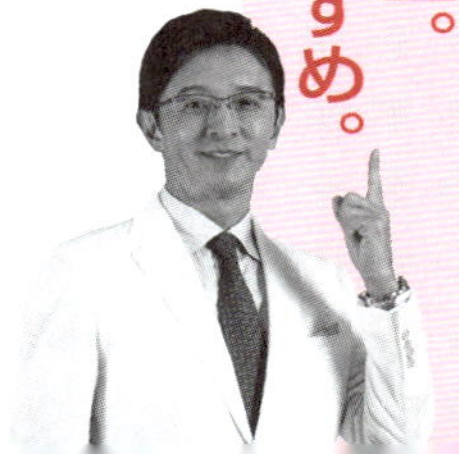

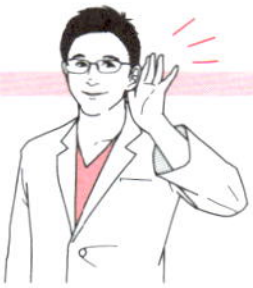

Dr.池谷の耳寄りコラム

▼朝の運動はキケン？

運動する時間帯について、もうひとこと説明しておきます。

というのも、運動というと、朝、ウォーキングをしたり走ったりする人も多いと思いますが、じつは**朝は運動に適した時間ではありません**。

夜、体が休んでいるときは副交感神経が優位な状態になっています。朝起きると、今度は交感神経優位へと切り替わっていきます。

このとき、体の中で何が起こっているかというと、血管が収縮して血圧が上

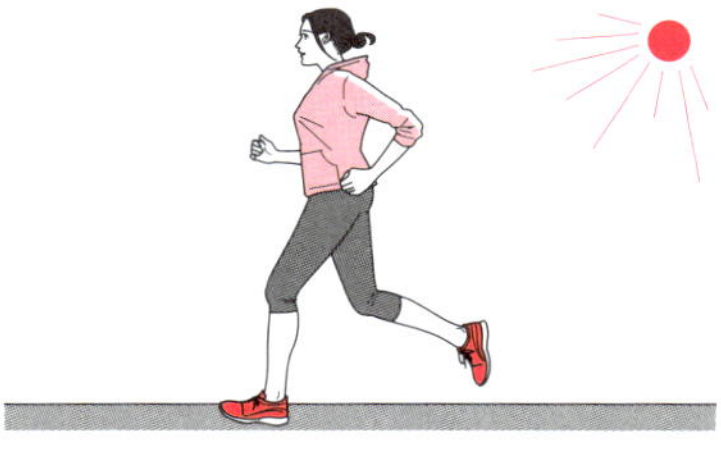

がっていくのです。

こんなときに運動をすると、血管に負担がかかってしまいます。

そうでなくても**心筋梗塞や脳卒中の発作は起床後1時間以内、もしくは午前中に起こることが多い**のです。

もともと血圧の高い人や高齢者はとくに、朝の起床後1時間以内の運動は控えたほうがいいと思います。

第5章

ラクラク池谷式メソッド④
毎日続ければ劇的に変わる！
〈シーン別　生活習慣編〉

★

「小さな習慣の差」が大きな体重差につながる！

この章では家の中で、仕事中、外出先で……**毎日の生活に取り入れるだけで、ダイエット効果が格段に上がる簡単な「日常生活のコツ」**を紹介します。

一つひとつはとてもシンプルなことですが、**やるとやらないでは大違い**。

小さなことの積み重ねが、後々の結果にとても重要な意味をもつのです。

内臓脂肪を落とす最高の習慣 1

全身が映る鏡で、まず「現実」を直視する習慣をつける

かつての私自身もそうでしたが、太っていると鏡を見るのがイヤになります。**「現実」を直視したくない気持ち**が働くからです。

なんとなくお腹まわりが気になってきたり、ベルトの穴がひとつずれたりしても、見て見ないふりをしたり、「まだ大丈夫」「そんなに変わっていない」と思い込んだりして、**太っていくことに、どんどん鈍感になってしまう**のです。

現実から目を背けると、そこから堤防が決壊するかのように、肥満が進行します。

「ダイエットをしよう!」と思い立ったら、まずは**全身が映る鏡で、自分の体を直視する**ことから始めてください。

内臓脂肪を落とす
最高の習慣

2 毎日体重計に乗り、「朝の体重」をはかる

次に、**体重計には毎日乗るようにして、「いま自分が何キロあるか」をきちんと把握する**ことが大切です。

「はかるのが怖いから体重計を捨ててしまった」という人もいますが、これはいけません。

ダイエットは**自分の体を客観視し、お腹の肉をつまんだりして、自分がどのくらい太っているかをきちんと認識する**ことから始まるからです。

体重をはかる時間は、やはり朝がおすすめです。

「夜の体重」はその日の食事に左右されやすいからです。

私は朝と夜、体重を計測しますが、たとえばお酒を飲みすぎたり、しょっぱいものを食べすぎたときは、体内の水分量が増えて、一時的に体重が重くなっていることが多いものです。

これは、いわば**「みせかけの体重」**です。

翌朝起きてトイレを済ませてからはかると、たいてい元の体重に戻っています。

ですから、私は**「朝の体重＝本当の体重」**と考えています。

朝の体重がいつもより増えていたら、太ってきているサインです。

これを放っておいてはいけません。

「ちょっとだけならいいや」という油断が積み重なった結果が「肥満」になるのです。

私も時々、朝の体重が増えているときがあります。一時的な体のむくみの場合も考えられますが、いずれにしても、そのときは**「その日のうちに調整」**を心がけています。

いちばん手っ取り早いのが食事です。

むくみの原因となる塩分とともに糖質をいつもより控えめにしたり、おやつをやめたりします。運動でカロリーを消費することもあります。

3キロ太ってしまってからやせるより、「ちょっと太った」レベルで修正するほうがはるかにラクです。

朝の体重で「リセット」するクセをつけることは、太りグセをなくすことにもつながるからです。

ついでにウエストサイズ、とくにへそまわりの腹囲を測定すれば、さらに効果があります。

Dr.池谷の
ココがポイント!

24

体重計には毎日乗って「朝の体重」をチェック。体重が増えていれば、「その日のうちに調整」がいちばんラク。ついでに、腹囲も測ろう。

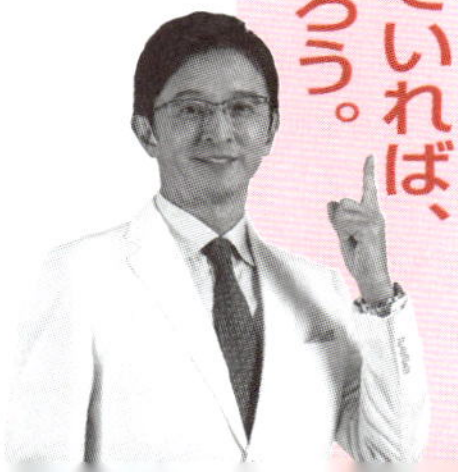

3 朝は決まった時間に起きる

起床時間とダイエット、一見関係ないように思われるかもしれませんが、これが大いに関係があります。

私たちは**日中活発に活動し、夜は休息（睡眠）をとるという生体リズム（体内時計）が備わっています**。

この体内時計をつかさどっているのが**「時計遺伝子」**です。

時計遺伝子にはいくつかの種類があり、101ページで紹介している「BMAL1」も時計遺伝子の一種です。

この**時計遺伝子のリズムに沿った生活をすると、エネルギー代謝が高まり、筋肉の合成を促進するたんぱく質が増える**ことがわかっています。

ところがこの**「時計遺伝子」のリズムは、24時間よりやや長い**といわれています。

つまり、**実際の時間とはズレが生じている**わけです。

これをリセットすることで、「時計遺伝子」のリズムを整えることができます。

「時計遺伝子」のリズムを整えるのはごくシンプル。**朝起きて太陽の光を浴びればいい**のです。**また、朝ご飯を食べることでもリセットできます**。

人間には太陽の光を浴びることで、時計遺伝子のリズムと地球の自転のリズムのズレがリセットされるメカニズムが備わっているのです。

それも朝、**なるべく同じ時間に起きて、太陽の光を浴びることが大切**です。休みの日など、平日と2時間以上起きる時間が違うと、「時計遺伝子」の動きが鈍りやすいといわれています。

「時計遺伝子」の働きが鈍るとダイエットの効果を損ねるばかりか、疲れやすくなったり睡眠の質が落ちたりします。

健康のためにも朝はなるべく決まった時間に起きて、時計遺伝子のリセットをするのが大事です。

内臓脂肪を落とす
最高の習慣
4

「やせたら着たい服」を用意しておく

やせているときに買ったお気に入りの服。

太って着られなくなってしまい、いつの間にかクローゼットの奥にしまいっぱなし
……ということはありませんか？

いまこそ、それをひっぱり出すときです。

「これをもう一度着よう！」という気持ちがダイエットのモチベーションを高めてくれるはずです。


思い切って新しく買ってしまってもいいと思います。

お店で見かけたタイトなワンピースやスリムなジーンズなど、いままでなら**「ステキだけど、どうせ着られない」とあきらめていた服を、先に買っておく**のです。

「絶対これを着たい！」「無駄にしたくない！」という気持ちが働いて、よりいっそう

ダイエットをがんばれるのではないでしょうか。

そのような服をいつも目につくところにかけておいて、ダイエット中に時々着てみるのです。

「だいぶ入りやすくなった」「ファスナーが上がるようになった！」など、いい指標になってくれるはずです。

私もかなりタイトなジーンズをもっていて、時々確認のためにはいています。

「太ったかな？」と思ったらすかさず試してみて、「これが入るなら大丈夫」とか「キツくなったから、少し食事に気をつけよう」とコントロールするのです。

ダイエットにおいて「セルフイメージ」はとても大切です。

「スッキリやせて、着たい服を身につけている自分」をイメージすることで、くじけそうなときも気持ちを立て直すことができるはずです。

内臓脂肪を落とす
最高の習慣
5

最初は「ちょっとだけ」ガマンする

私のメソッドは、空腹をガマンしたりつらい運動をすることもなく、ストレスなく、簡単にやせられる方法だと自負しています。

ただ、それでも「まったくつらくないか」といったら、やはりそうではありません。いままでの食事、生活習慣を「変える」わけですから、**少々の節制は必要**になります。

誰でも自分が慣れ親しんだ習慣を変えるのはつらいものです。でもそのままでは一生肥満から逃れることはできません。

だから、**最初は「ちょっとだけ」ガマン**してください。

でも、これも**続けるうちにガマンがガマンでなくなり、「習慣」になってきます**。そうなったら、しめたものです。

私も大好物の糖質を控えるのは最初はつらかったのですが、慣れたいまではまったく平気です。

新しい習慣を手に入れたとき、体重がどんどん減りはじめます。

そのときは**ガマンが「やせる喜び」に変わっている**はずです。

Dr.池谷の
ココがポイント!

25 モチベーション維持の工夫や「ちょっとしたガマン」が習慣に変われば、ダイエットは成功に近づく!

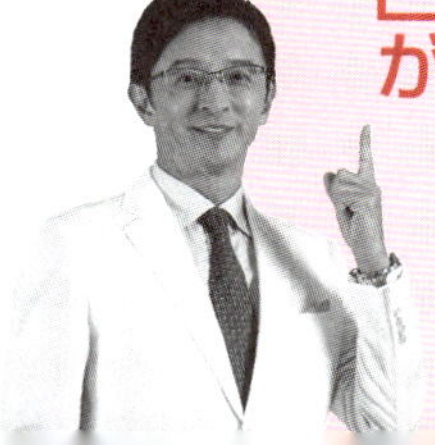

内臓脂肪を落とす
最高の習慣
6

「背もたれのない椅子」に座って、背筋をまっすぐ保つ

仕事柄、日中は長時間座りっぱなしという人は多いと思います。

長時間の座りっぱなしは**血行を悪くして、肩こりや腰痛の原因**となるばかりでなく、**肥満や生活習慣病にもつながります**。

オーストラリアの研究機関の調査で**「座っている時間が、1日4時間未満の人たちと比べて、11時間以上の人たちは、死亡するリスクが40%も高まっていた」**という報告があります。

少しでも座りっぱなしの弊害を減らすためにも、**「座り方」にひと工夫**しましょう。

私も診察のときは座りっぱなしになってしまうので、**「背もたれのない椅子」に座って、背筋をまっすぐに保つ**よう心がけています。

人間の頭は結構重く、成人で約5キロといわれています。

これは**ボウリングの球と同じ重さ**です。

このとき、背もたれにもたれかかった姿勢で重さを支えるのと、まっすぐな姿勢で重さを支えるのでは、大きく違います。

背もたれにもたれかかると頭が前方に出て、首と肩にかかる負担は相当なものです。逆に**まっすぐに頭を支える姿勢であれば、肩、背中全体で頭の重みを支えることができる**ので、無理がありません。首のストレスもとれて、肩こりも解消します。

だから、座って仕事をするなら、椅子は背もたれがないものをおすすめします。あるいは背もたれがあったとしても、**なるべく寄りかからない**よう心がけましょう。

内臓脂肪を落とす
最高の習慣
7

椅子に「正しく座る」ことで、「体幹」を鍛える

「正しい姿勢」で座ることの効用はほかにもあります。

まず、「体幹（インナーマッスル）」が鍛えられます。**「体幹」は体の深い部分にある筋肉**ですが、**これがしっかりしていると基礎代謝が上がって、消費エネルギーが増えます**。また、**肩こりや腰痛なども防ぐ**ことができます。

「体幹」を鍛えるトレーニングもいろいろありますが、わざわざ時間をとってトレーニングしなくても、**姿勢を意識するだけで鍛えることができる**のです。

それから「正しい座り方」をしていると、サッと立って動くことができます。背もたれに寄りかかってダラッとしていると、なかなか立つ気になれないし、動きもダラダラしがちです。

ダイエットの成否を分けるのは、こういう「小さな積み重ね」なのです。

もうひとつ、「正しく座る」ことで、なんとウエストの「くびれ」ができます。とくに女性はウエストのくびれは大事ですよね。

くびれをつくるには、お腹の横にある「腹斜筋」を鍛えることがポイントです。

立位ではもちろん、座る際にお腹を凹ませながら、背筋を伸ばして姿勢をよくすることによって、常に腹斜筋が鍛えられ、やがてくびれが目立ちやすくなります。

Dr.池谷の
ココがポイント!

26

椅子に「正しく座る」だけで、体幹まで鍛えられる。結果、基礎代謝が上がり、消費エネルギーも増える!

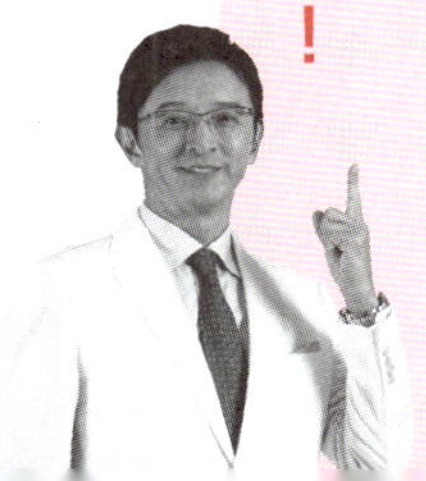

内臓脂肪を落とす
最高の習慣
8

家事も「立派な運動」!小まめに体を動かす

普段からよく動く人で、太っている人はいません。

「ゾンビ体操」に限らず、**家にいるときは小まめに動く**ことを心がけましょう。

私の妻は産後も含めて一度も太ったことがありません。彼女は家にいるとき、少しもじっとしていないで、常に動いています。

片付けたり、拭き掃除をしたり、暇があればゴルフのスイング練習までしています。掃除好きというか、きれい好きなのです。それが**結果的に、いいエクササイズになっている**のだと思います。

家事も立派な運動です。

掃除や洗濯だって意識してやれば、かなりの運動量になります。

時間があるときは床を磨いたり、窓を拭いたり、思い切って家中の掃除をしてみましょう。**家事をがんばったご褒美が、スリムな体型であれば、がんばったかいがある**のではないでしょうか？

調理をしながらだって、お湯を沸かしている間など、ちょっとの隙に足踏みをすることができます（ただし、やけどなどの怪我には十分気をつけてください）。

日ごろから小まめに体を動かすことで、自然と「やせ体質」になっていくのです。

Dr.池谷の
ココがポイント!

27

家事は「ダイエット・タイム」と心得よう。小まめに体を動かせば、自然と「やせ体質」になる。

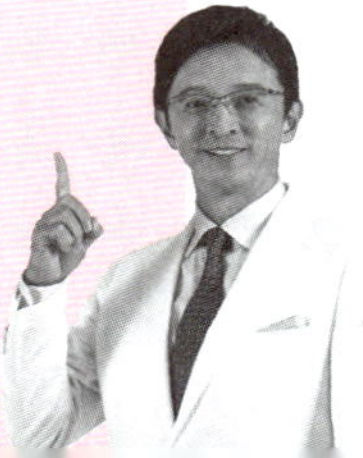

内臓脂肪を落とす
最高の習慣
9

「入浴習慣」を「運動習慣」に変えてダイエットに結びつける

「汗をかくと不快」「着替えが面倒」といった気持ちが運動習慣を邪魔しているケースも少なくないでしょう。また、「なんとなく運動のチャンスがない」という場合もあるでしょう。

そこで、毎日の入浴を活用した「プチ筋トレ」習慣を提案したいと思います。

じつは、全身浴でも半身浴でも、**入浴そのもののエネルギー消費量は散歩の半分程度しかない**のです。ですから、**入浴そのものを「運動のきっかけ」もしくは「体を心地よくしてくれる手段」と考える**のです。

運動習慣の有無にかかわらず、誰でもお風呂には入りますよね。ですから、**入浴とその直前に行う運動をセットにしてしまう**のです。これなら、運動で汗をかいてもすぐに体をきれいにできて、すぐに着替えられます。運動時の不快な体温上昇や疲労感も、入

► 入浴前5〜10分のプチ筋トレで、ダイエット効果が格段にアップ！

★スロースクワット　10回

❶足を肩幅くらいに開く。腕は胸の前で交差させる。
❷ゆっくりと椅子に腰掛けるように8秒間かけて腰を下ろしていく。お尻が椅子につく手前で止め、8秒かけて起き上がり、完全に立ち上がる手前で止める。
❸❷に戻る。これを10回繰り返す。

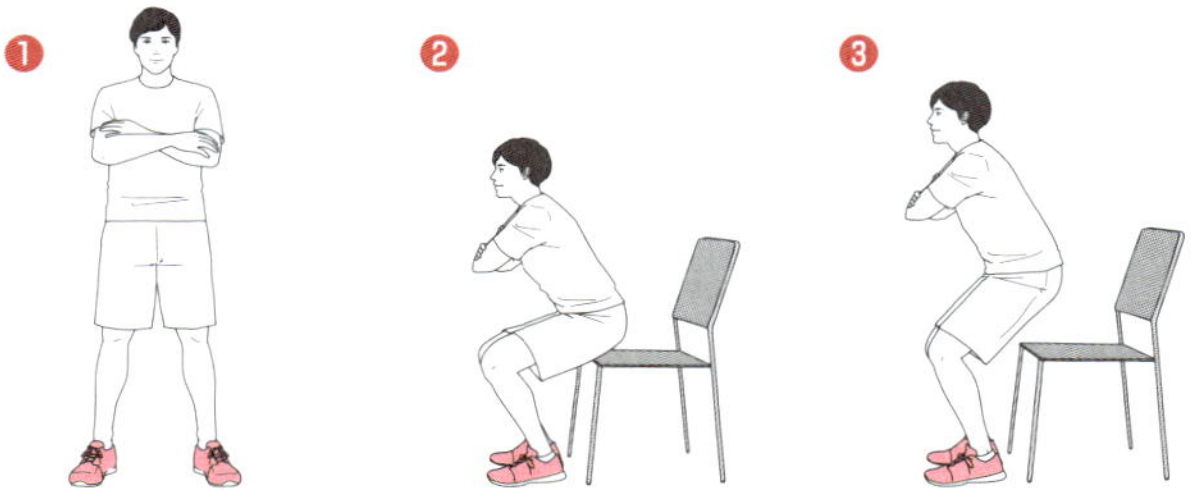

★プランク　30〜60秒

❶椅子に肘を置き、足はまっすぐ、お腹を凹ませ、つま先で立って斜めの姿勢になる（腕立て伏せはしなくていい）。
❷その姿勢のまま30秒〜1分間保つ。このときお尻を上げたり、腰を落としたりしないよう注意。

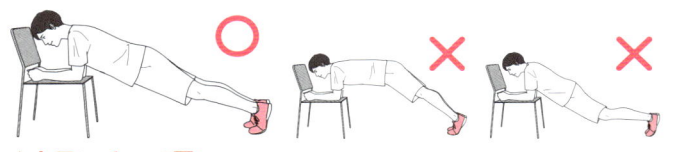

★クランチ　10回

❶椅子に浅く腰かけ、肩のあたりは背もたれにつける。
❷手で椅子の両端をもった状態で足を床から離す。このとき、膝は曲がってもOK。
❸2秒間で足をそろえてもち上げ、2秒で下ろす。

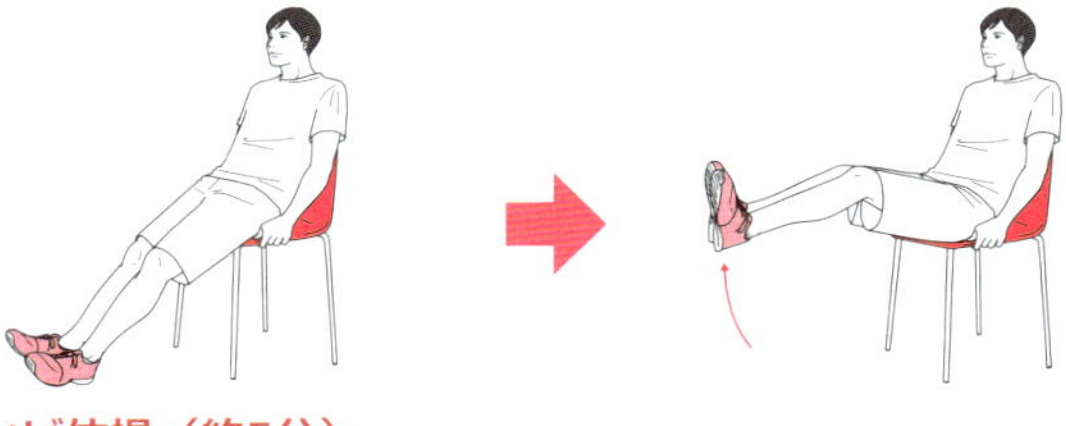

＋ゾンビ体操（約5分）

＊体調に応じて、無理のない範囲で行ってください。体力に自信のない人、足腰の弱い人や痛みのある人は行わないでください。

浴後のさわやかな気分へと切り替えられます。

私は、夕食後30〜60分後に入浴しますが、その直前に5〜10分程度の軽い筋トレと、ゾンビ体操を行うことを習慣としています。

「プチ筋トレ」は、スロースクワットを10回、プランクを30〜60秒、クランチを10回、そして最後にゾンビ体操を5分程度です。

はじめは回数を少なくしてもOKですし、ゾンビ体操だけでもいいでしょう。ぜひ、気軽に取り入れてみてください。

毎日続けることで筋力をつけて基礎代謝をアップできれば、ダイエットがますます加速します。

さらに、ご家族で同居されている場合は入浴の順番を最後にして、風呂掃除をしてから出れば完璧です。

内臓脂肪を落とす
最高の習慣

10

「ゾンビ体操&シャワー」で血流をよくする

近年、湯船に入らずにシャワーだけですませる人が増えているようです。

ところが、シャワーだけでは体が温まりにくく、十分に深部体温を高めることができません。

じつは、**就寝に先立って深部体温を高くしておくことは、睡眠の質を高めるためにとても大切**なことなのです。一度高まった深部体温が、就寝後にゆっくりと低下する過程で、眠りが深まるからです。

不十分な睡眠は、満腹中枢や摂食中枢といった食欲に関わるコントロールを悪くし、過食傾向を引き起こします。さらに、睡眠不足からくる倦怠感は、昼の運動へのモチベーションを低下させてしまいます。

つまり、**ダイエットのためには、良質な睡眠をとることが重要**なのです。

そこで、シャワーの前には１９０ページの「プチ筋トレ」もしくは「ゾンビ体操」をおすすめします。時間がない人は、「ゾンビ体操」だけでも十分な効果が得られます。

運動によって体温が上昇し、血流がよくなります。この状態からシャワーを浴びれば、ゆっくり湯船に浸かったときと同じように全身が温まり、深部体温を高めることができます。

シャワー派の人は、ぜひ**ゾンビ体操&シャワーで良質な睡眠を得ることで効率よくダイエットしてください。**

Dr.池谷の
ココがポイント！

28

入浴前の「プチ筋トレ」または「ゾンビ体操」で、ダイエット効果が格段にアップ。

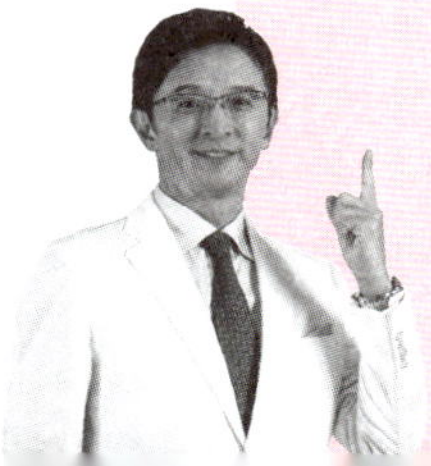

内臓脂肪を落とす
最高の習慣
11

入浴後の「1杯の氷水」で、代謝をアップさせる

風呂上がりは汗をかき、水分が失われています。

そこで、**冷たい水を補給**するようにします。できれば**氷水がおすすめ**です。

「冷たい水は体を冷やすのでは？」

と思われるかもしれませんが、**ダイエットのためには「冷たい水」がいい**のです。

それはなぜでしょう？

人間には体温があります。

冷たい水を飲むと、それを体温まで上げるわけです。**そのためにはエネルギーを使う**ことになります。

お湯を沸かすことを考えてみてください。

冷たい水からお湯を沸かすのと、ある程度温かい状態から沸かすのでは、必要なエネ

ルギー量が違いますよね。

それと同じで、お湯を飲んでもエネルギーはまったく使われません。

1リットルの冷たい水を飲んだとしたら、それを**体温近くの37度にまで上げるためには、相当のエネルギーを使います**。

このエネルギーは体内の糖分や脂肪を燃やしてつくるわけで、それだけ**代謝がアップする**のです。

ですから**入浴後や運動のあとには、「冷たい水」がおすすめ**です。

ただし、冷水を一気飲みすると血圧が上昇したり、胃腸に負担がかかることがありますので、少量ずつゆっくりと飲んでください。


Dr.池谷のココがポイント!

29

入浴後は「1杯の氷水」で、代謝をアップさせよう。運動後も「冷たい水」が、ダイエットにはおすすめ。

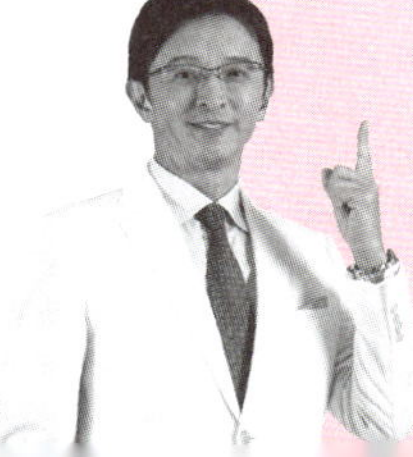

内臓脂肪を落とす
最高の習慣

12

入浴中の「自転車こぎ体操」で運動効果を倍増させる

「入浴をきっかけとしたダイエット」は誰にでもできて、とてもおすすめですが、さらに運動効果を倍増させる方法があります。

それが**湯船の中で行う「自転車こぎ体操」**です。

やり方はいたって簡単。次ページのとおりです。

思いきりよくバシャバシャやりましょう。

お風呂の中では適度な水圧がかかるのでエネルギー消費量がアップするし、下半身には全身の6~7割の筋肉が集中していますから、効率のいい筋トレになります。

自分のペースにあわせて、無理のない範囲で行ってください。

＊「自転車こぎ体操」はのぼせやすい人、高血圧の人は行わないでください。

►「自転車こぎ体操」のやり方

❶湯船につかったら、両手をお風呂のフチにのせるか、フチをつかむなどして、体を安定させる。

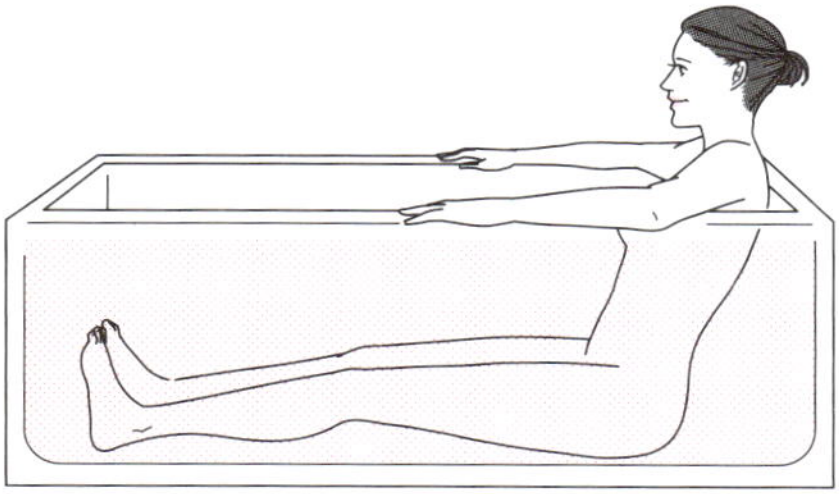

❷背筋を伸ばして、自転車をこぐように足を片方ずつ動かす。

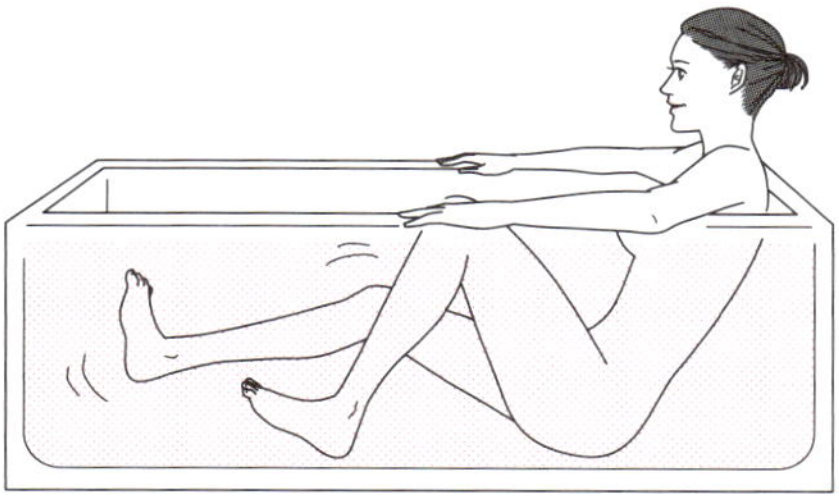

❸1分間続けたら30秒休む。これを3セット続ける。

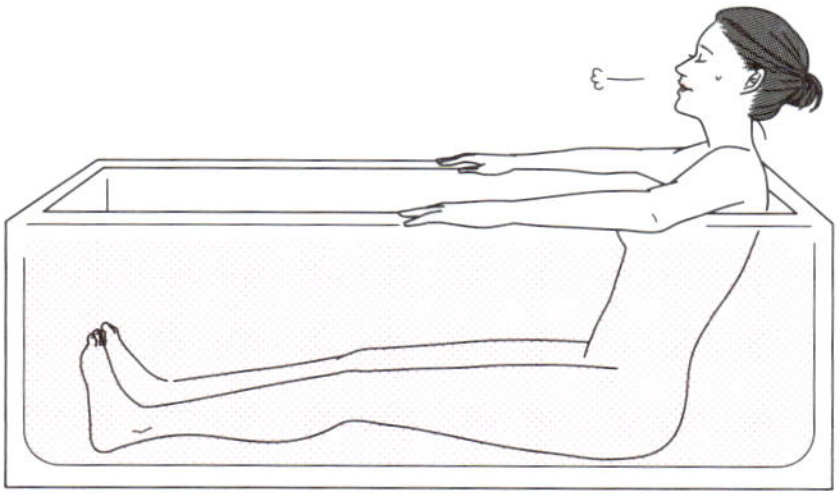

内臓脂肪を落とす
最高の習慣

13

どこでもできる！「かかとの上げ下げ運動」のすすめ

職場や日常の中でできる**「最も簡単な運動」**も紹介しておきましょう。

それは**「かかとの上げ下げ運動」**です。

やり方はいたって簡単。

台やテーブル、あるいは壁につかまって**かかとを上げ下げすればいいだけ**です。

この運動は**1日1〜5分、3セットほど行うのが理想的**です。

「ギュッとかかとを上げて、止めて、下ろす」という、この一連の作業によって、ふくらはぎの筋肉を伸び縮みさせることができます。

ふくらはぎの血管は、重力に逆らって血液を心臓に送り返すために、ポンプのような働きをしています。

この運動をすることで、ふくらはぎの血管は圧迫と弛緩を繰り返すことになり、**ポン**

プ機能が促進されるのです。

昔の人は普通に生活するだけでも十分でしたが、運動不足になりがちな現代人は足のポンプ機能が低下しがちです。

意識して足を動かすことが大切です。

かかとの上げ下げ運動によって血液循環の滞りを解消させることは、脂肪燃焼、ダイエット効果も期待できます。

キッチンで料理をしながら、テレビを観ながら、人を待ちながら、いつでもどこでもできます。

仕事中でも、立って受付をしているとき、コピーをとるときなどにやってみましょう。

電車の中でも、吊り革につかまりながら行え

►かかとの上げ下げ運動

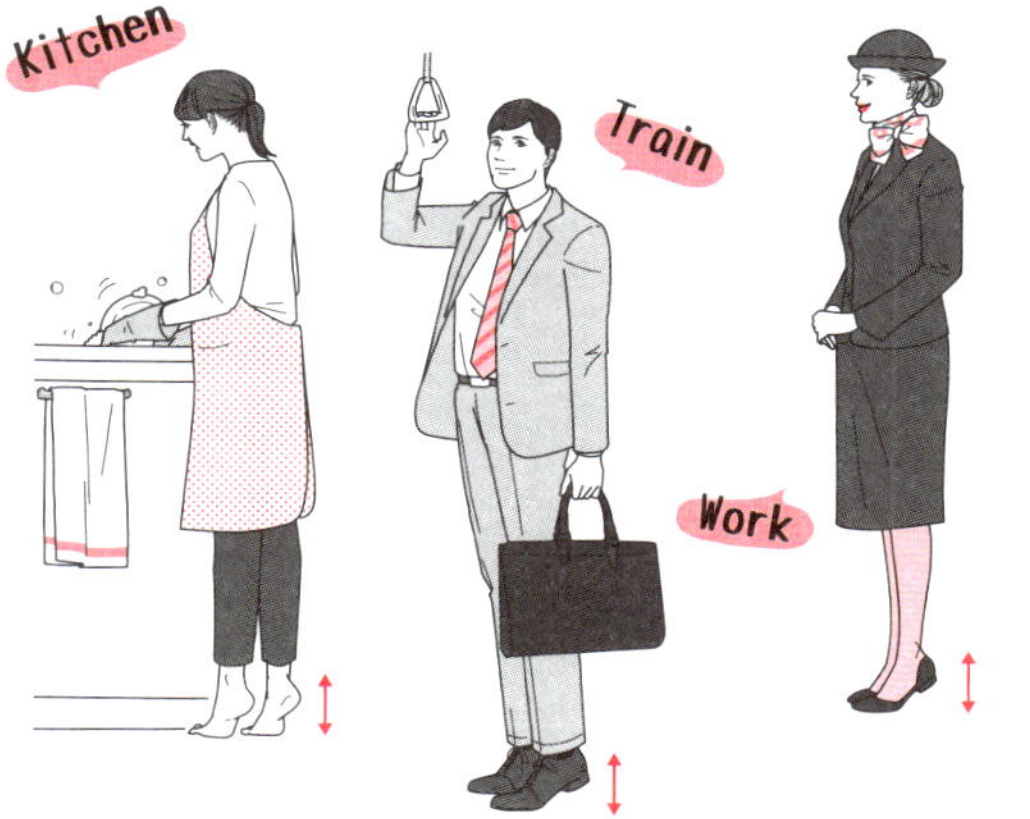

いつでもどこでも、かかとを上げ下げするだけ！

ばいいのです。

立ち仕事の人は、この運動を適宜取り入れると**むくみの解消**につながります。ちょっと背伸びをして遠くを見るようなふりをしてやれば自然にできます。

それでも人目が気になるようなら、ゆっくりやれば目立ちません。あるいは、つま先立ちを左右交互にやるということでもいいでしょう。

座っている場合でもふくらはぎを伸ばしたり、足首を回すなどして、**少しでも足を動かす工夫**をしてみてください。

内臓脂肪を落とす
最高の習慣
14

「ドローイン」で、お腹ぽっこりが消える！

もうひとつ、いつでもできる「プチエクササイズ」を紹介しておきましょう。

エクササイズといっても、ごく簡単。

お腹と背中がくっつくようなイメージで、下腹を凹ませる「ドローイン」です。

お腹を引っ込めたまま、呼吸は普段と変わりなく行います。止めたり、浅くなったりしないように気をつけましょう。

また、ドローインを行うときは背筋を伸ばした「いい姿勢」をキープしてください。

たったこれだけのことですが、**「体幹（インナーマッスル）」を鍛え、お腹ぽっこりを解消してくれる強力なエクササイズ**です。

立っていても座っていても、**いつでもどこでもできるのが「ドローイン」のいいところ。**

歩きながら行ってもＯＫです。

私は、「いつも周囲の人に、自分のお腹を見られている！」という緊張感をもって、普段から意識して行っています。

▶ドローイン

お腹を引っ込めたまま、
いい姿勢をキープして
いつもどおりに呼吸する

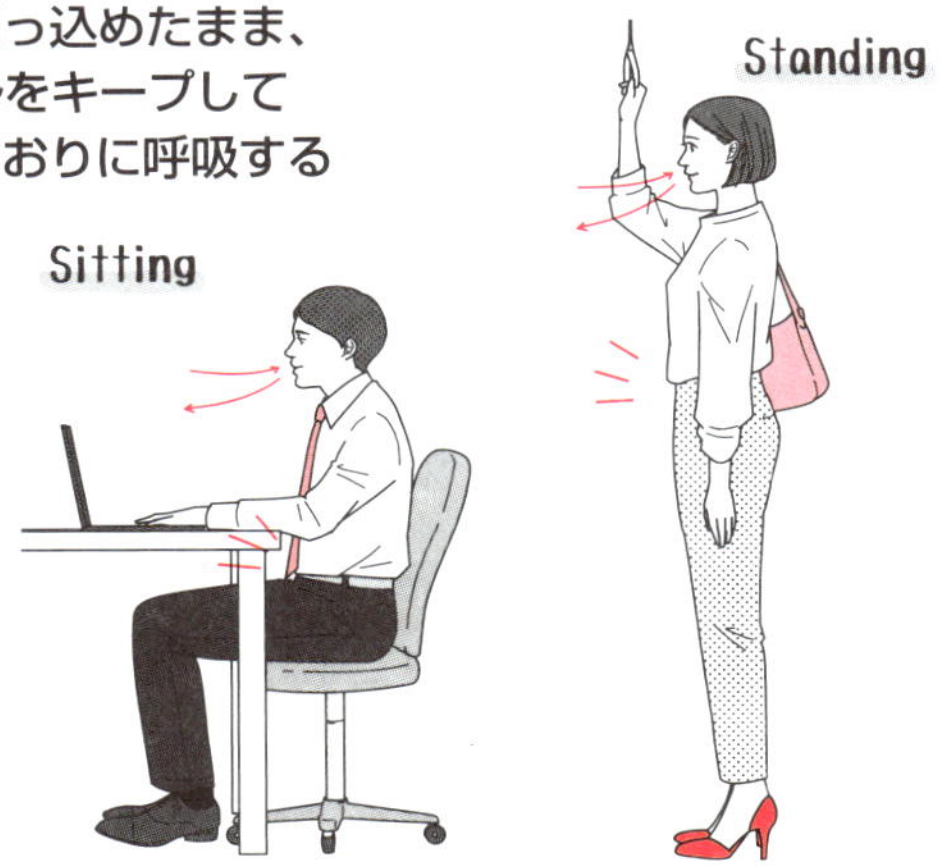

Dr.池谷の
ココがポイント！

30
「かかとの上げ下げ運動」と「ドローイン」は、忙しい人でも、どこでもできる強力エクササイズ。

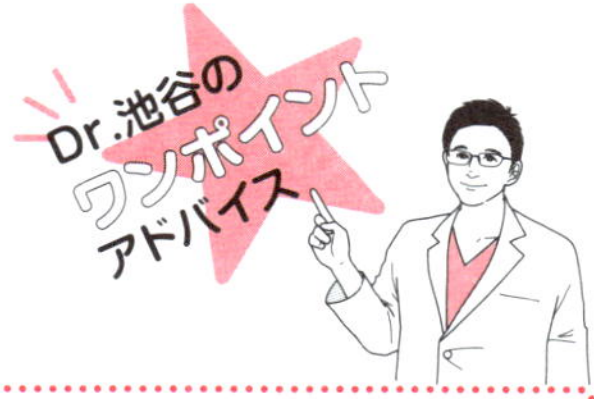

「冷え」に対する大誤解
——「冷える女」より「燃やす女」になる！

よく「冷えはダイエットの大敵だから体を温めましょう！」といわれます。「冷えると代謝が悪くなって、太る」というものです。

でも、**人間は冷えたとき、それを温めようとして脂肪を燃やす**わけです。

寒いから体温を上げようとして、そこでエネルギーを使うのです。普通に生きているだけで、そういう仕組みが備わっているのです。

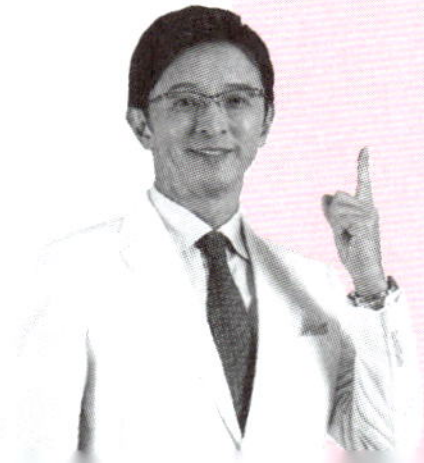

194ページで述べた「冷たい水を飲む」ことでエネルギーを使う話と同じです。

そういう意味では夏は太りやすいけれど、冬は太りにくいのです。

だから冬場に寒いからといって、せっせと外からカイロで温めてしまうと、どうなるでしょうか。

内側から熱をつくる必要がないわけですから、脂肪を燃やそうとする働きが起こりません。体が熱をつくるのをサボってしまうわけです。

とくに女性で「冷え性でつらい」という人もいると思いますが、**「外から」温めるのではなく、「内側」から熱をつくることが大事**です。

そのためには、やはり「体を動かす＝運動」です。

動けば熱を産生して（熱産生）**、体の内側から温まってきます。**「冷える女」ではなく「燃やす女」になってください。

指先が冷えてつらいという「末端冷え性」の人は、次に紹介する「グーパー運動」がおすすめです。

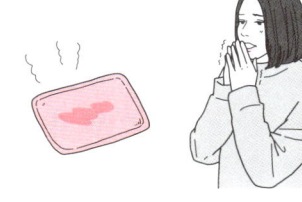

グーパー運動

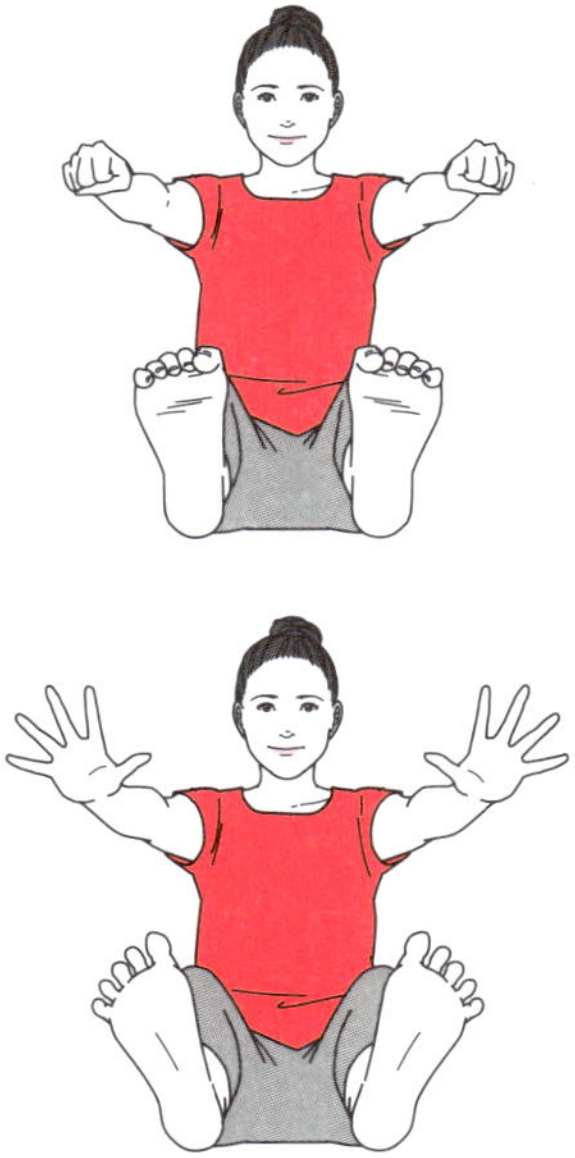

手と足の指を
「グー」で縮めて「パー」で開くだけ

職場で、テレビを見ながら、お風呂に浸かりながら、いつでもできます！

内臓脂肪を落とす最強の武器になる！5つの「最強の間食」

★「間食」がダイエットの成否を分ける

次の食事までまだ間があるのに、もうお腹が空いてしまった……。

こんなとき、ついつい甘いお菓子やスナック類に手を伸ばしてしまうようでは、ダイエット成功までの道のりは遠いかもしれません。

ガマンすることもいいのですが、その後の食事をドカ食いしてしまうなどして、かえって食後の血糖値が急上昇しやすくなることも指摘されています。何よりも**ストレスが溜まっては、ダイエットが長続きしません**。

そんなときに、**「簡単」で、「低糖質」で、「腹持ちがいい」断然おすすめの間食**があります。

では、そんな**内臓脂肪を落とす武器となる「最強の間食」**を5つ紹介しましょう。

最強の間食 1

まいたけのスーパーダイエットスープ

まずは、つくりおきできて便利な「まいたけのスープ」を紹介します。

まいたけは旨味を多く含むきのこですが、カロリーや糖質は低いのでダイエット中の間食にぴったりです。

まいたけには、糖の吸収を抑える水溶性食物繊維のみならず、糖質分解酵素である「α-グルコシダーゼ」を阻害する働きのある成分も含まれているので、食後の血糖値の急上昇を防ぐ効果が期待できます。

ダイエットに効果的なまいたけの成分を手軽にとり入れるには、スープがおすすめ。

つくりかたは、まいたけ100グラムを刻んで水300ミリリットルを加え、20分ほど煮て、塩・こしょうで味を調えて出来上がりです。**まいたけから出た茶色のスープの中に、ダイエット効果のある成分がたっぷり含まれています**。

多めにつくって、製氷器やジッパー付き保存袋に入れて冷凍すれば、約1カ月間は保

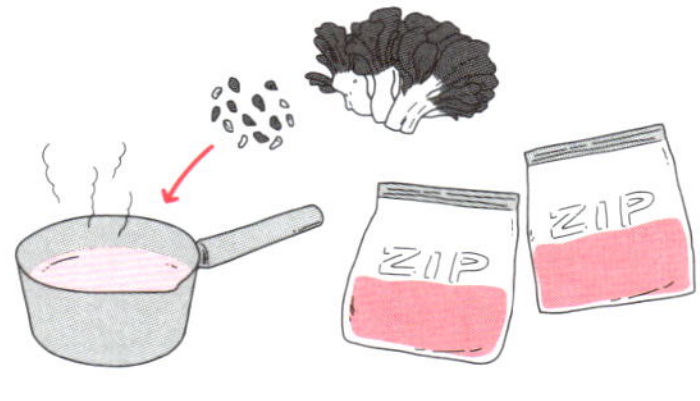

存できます。小腹が空いたときに温め直して飲んだり、もち麦などをトッピングして、「食べるスープ」にして楽しむのもいいでしょう。

最強の間食 2 ホットトマト甘酒

次に紹介するのは、「トマト甘酒」です。

つくり方は、トマトジュースと市販の甘酒を2：1の分量で合わせるだけ。酸味と甘味のバランスが取れて、トマトジュースがちょっと苦手という人にも飲みやすく、空腹時に「ホッ」とできるドリンクになります。

トマトジュースは低糖質であるとともに、脂肪燃焼作用のある健康成分「13-oxo-ODA」が多く含まれます。しかし、トマトジュースだけで空腹感を和らげるのには無理があります。そこで、甘酒をプラスすることをおすすめします。

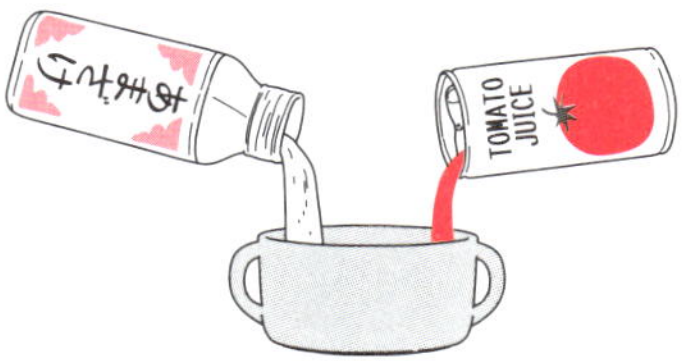

甘酒には、アミノ酸、ビタミンB群、ミネラルなどが豊富に含まれているうえ、甘酒に含まれる**食物繊維やオリゴ糖は、腸内の善玉菌を増やして腸内環境を整えてくれます**。排便は、便と一緒に古い胆汁酸《たんじゅうさん》が体外へ排泄され、肝臓での新しい胆汁酸の合成を促します。**胆汁酸には脂肪を燃やす司令塔のような働きがある**ことがわかっています。**トマトジュースと甘酒の水溶性食物繊維は、甘酒に含まれるブドウ糖の吸収を抑制する**ので、トマト甘酒はダイエットの強い味方となってくれます。夏はアイス、冬はホットがおすすめです。

最強の間食 3
ケーキ納豆

「おやつに納豆」なんて少々意外かもしれませんが、これは私の**「秘密兵器」**ともいえる間食です。

ただし、食べ方に「ちょっとした工夫」があります。

まず**納豆は、パックのまま混ぜずに**いただきます。混ぜてネバネバにしてしまうと、どうしてもご飯にかけたくなるからです。四角いまま、ケーキを食べるようにフォークやスプーンですくって食べます。

その際、**調味料は控え目に**しましょう。醤油をかけてもいいですが、私は**マヨネーズをかけて食べるのが好き**です。マヨネーズはカロリーが高いけれど糖質は少なめなので、少量であれば問題ありません。

まず1パック食べて、10分後、まだお腹が空いていたらもう1パック。さらに足りなければもう1パック食べても大丈夫。**10分の「時間差」がポイント**です。

納豆というと「血液サラサラ効果」が有名ですが、じつはこれには誤解があります。

納豆に含まれるナットウキナーゼに、脳梗塞や心筋梗塞の原因となる血栓を溶かすという、「血液サラサラ効果」があるのは事実です。しかし、それは「試験管の中」の話。経口摂取した場合は、体内でアミノ酸に分解されて吸収されます。「ナットウキナーゼ」の状態で血中を流れるわけではないのです。

ですから、**納豆を食べても、血栓を溶かす効果は期待できません**。

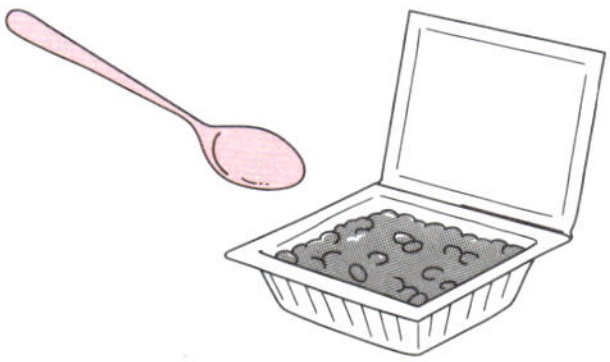

ただ、**納豆は、抗酸化作用がある「サポニン」や「ミネラル類」「食物繊維」などが含まれ、栄養豊富な発酵食品**です。**体にいいことは間違いない**ので、大いにいただきましょう。

最強の間食 4
蒸し大豆入り食べる即席スープ

コンビニに行くと、さまざまなインスタントスープが売られています。

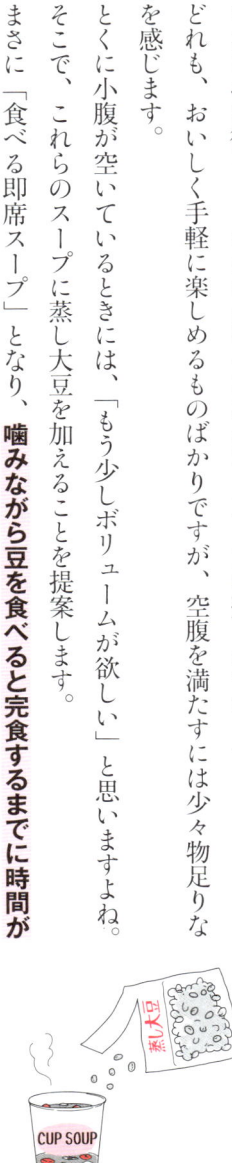

どれも、おいしく手軽に楽しめるものばかりですが、空腹を満たすには少々物足りなさを感じます。

とくに小腹が空いているときには、「もう少しボリュームが欲しい」と思いますよね。

そこで、これらのスープに蒸し大豆を加えることを提案します。

まさに「食べる即席スープ」となり、**噛みながら豆を食べると完食するまでに時間が**

かかり、空腹感が和らいで、しかも腹持ちがいいのです。

栄養バランスも一段と向上します。**食物繊維、たんぱく質、ビタミン・ミネラル、さらには骨にいいイソフラボンまで摂取できます**。

大豆は**あらゆるスープと相性がいい**のです。

最強の間食 5

果物、ナッツ、チーズ

果物には果糖が含まれますが、それほど血糖値を上げません。

これは、果糖の一部はブドウ糖に変換されるものの、多くは果糖のままで吸収されて肝臓で直接代謝されるためといわれます。

ただし、**柿、ブドウ、メロン、スイカなど、甘みの強い果物は血糖値を上げる**という報告があるので避けたほうが無難でしょう。また、果糖は血糖値は上げないものの、体脂肪になりやすいので、くれぐれも食べすぎないようにしてください。

果物には「ビタミン」「ミネラル」「食物繊維」が豊富に含まれますから、上手に選べば、とてもいいおやつとなってくれるはずです。蒸し大豆に飽きたら、ヨーグルトに果物をトッピングするのもいいですね。

このほか、**ナッツやチーズなども血糖値が上昇しづらく、食べ応えがあるのでおすすめ**です。

▶ 血糖値をさほど上げないおすすめ果物リスト

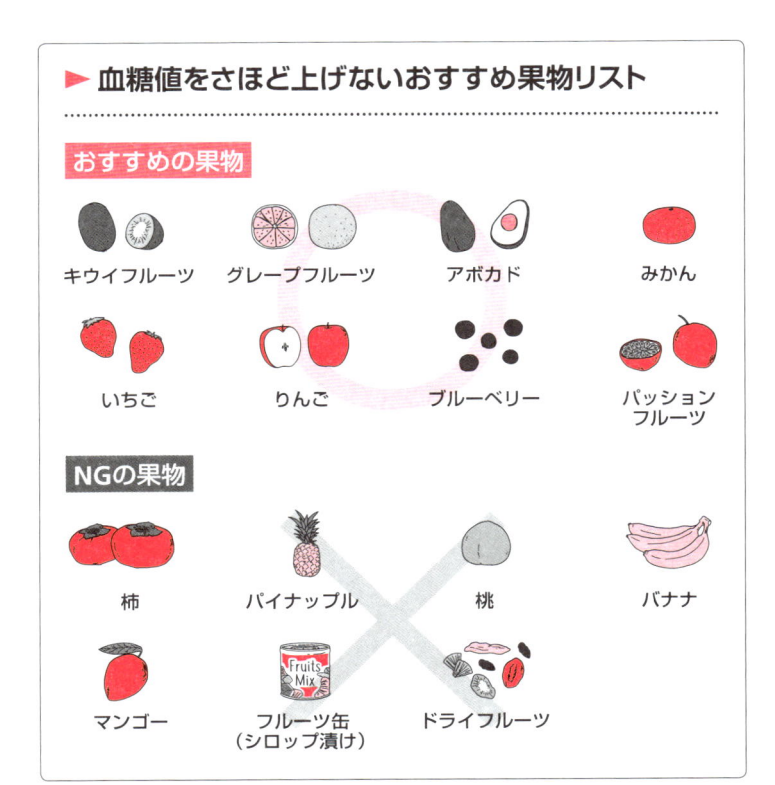

おわりに

★いまだからわかる「私が太りはじめた理由」

私はもともと子どものころからやせていて、体重や体型を気にしたことは一度もありませんでした。

ずっとスポーツをやっていたこともあったと思います。

大学のときはテニスをやっていて、めちゃめちゃ食べていました。とんかつ店でどんぶりご飯を3杯くらいおかわりをしたり……。それでも全然太らない。

自分は「太らない体質」だと信じ込んでいました。

しかし、そんな思い込みとは裏腹に大学卒業後の生活習慣の激変によって、自らの体も変化していきました。

私の大学病院における多忙ぶりは本当に殺人的でした。

日中は、患者さんの回診や担当する検査と治療に追われ、夜は学会発表の用意や、日中治療した患者さんのフォローなどに追われつづけました。

朝、勤務を始めてから夜遅くまで、一時も休む間がないのです。もちろんお昼なんかゆっくり食べている暇はありませんでした。

やっと仕事が終わって、先輩や同僚と食事に行くのは毎日深夜でした。

その時間になると、病院のまわりで開いているのは中華料理店しかありませんでした。

限界までお腹が空いたところにもってきて、いきなりチャーハン、ラーメン、餃子などをビールとともにめいっぱいかき込むのです。

いま思えば、**血糖値を一気にガーッと上げる最悪の食べ方**です。

当時はまだ糖質制限などという概念もないころですから、その日の疲れをいやすためと空腹感を満たすために何も考えずに飲み食いしていました。

当然の結果として太りはじめ、60キロ台だった体重がポンと70キロを超えてしまいました。

でも、そのころはまだ「ちょっとぽっちゃりしたかな?」という程度の認識で、あまり気にしていませんでした。

★結婚式2カ月前に起こった「衝撃の出来事」

その後、同じ医師である妻と結婚することになり、彼女の実家のある神戸にあいさつに行ったときのこと。

私にとって、ちょっと忘れられない出来事がありました。

神戸ではご両親や親族はもちろんですが、結婚式に参列してくれる妻の地元の友達にも会って、前祝い的な飲み会に呼んでいただいたのです。楽しく時が過ぎましたが、そんな中、友達のひとりが私に「結構ぽっちゃりした人なのね」と声をかけてきたのです。

人生初の「ぽっちゃり判定」です。

自分では「いままでに比べて少し太ったな」とは思っていたけれど、人から「太っている」とか「ぽっちゃりしている」なんて、一度もいわれたことはありません。

しかもそれを初対面の女性からいわれるとは……。

かなりショック……でした。

もちろんその人は悪気があったわけではなく、何気なく率直な感想を口にしただけでしょう。

しかし若かった私はその言葉にいささか反発してしまい、2カ月後に迫る結婚式までに**「絶対にやせてやろう」**と決意したのです。

そこで私が行ったダイエットは、1日にフランスパン1本と水だけで過ごすというような無謀で、効率の悪いもの。

私はパンが大好きだし、フランスパンは噛み応えがあるから、ダイエット向きだと思ったのです。

いま思えば、パンだけを食べるなんて血糖値がバーンと上がって、**ダイエットには最もダメな食べ方**です。

医師であったとはいえ、当時は今のようなダイエットの知識も栄養学の知識もほとんどなく、たんに「摂取カロリーさえ落とせばいい」と考えた結果の行動でした。

パン1本で激務をこなし、土日の当直も行う日々。

無謀にもほどがありますが、始めて1カ月でみるみるやせました。10キロは落ちたと思います。

結婚のためにあつらえた結婚指輪がスコンと抜けてしまうようになり、仕方なく買い換えました。

結婚式用に準備したタキシードも2サイズ落としました。

そうして迎えた結婚式当日。

細身のタキシードに収まった私を見た「ぽっちゃり発言」の女性は「うわ〜〜、やせましたね！」とビックリしていました。

それを聞いて私は、心の中で「どうだ！」とガッツポーズです。

いま思えば、やせすぎのうえ、顔色もあまりよくなかったように思うのですが、そのときは大満足でした。

★無理なダイエットが引き起こした結果

しかし、この**「無理なダイエット」の弊害**はすぐにあらわれました。

結婚式が終わって、お祝いにみんなですき焼きを食べに行ったときのこと。

妻も「式が終わったんだし、ちゃんと食べなくてはダメよ」としきりに心配してくれるので、「よーし！」とばかりにガッツリいきました。

ところが翌日、なんと「全身じんましん」ができてしまったのです。

それまで食べ物でアレルギーなど起こしたことなどなく、人生ではじめてのことでした。

その日は学会があったので、無理して会場に行ったのですが、全身じんましんの私を見た医師仲間もビックリです。

「池谷先生、それ学会どころじゃないでしょ」といわれて帰されてしまいました。

「無理なダイエット」は、自分の思っている以上に私の体に負担を与えていたのです。

低たんぱく状態が続いたせいでむくんでいたし、体調もずっとよくありませんでした。肌はガサガサになって、髪の毛まで薄くなっていったのです。

★リバウンドで人生マックスの体重に

それからは**リバウンド一直線**です。

結婚後、妻とともに開業したのですが、ありがたいことに開業直後から多くの患者さんが遠くからも足を運んでくださって、大忙し状態に。

朝から夕方の診察終了時まで休む間もありません。

一回座ったら12時間くらい座りっぱなしです。動かすのは口だけで、トイレにも立てません。

昼休みもとれないので、またもや昼食は抜きでした。

朝は、旅館の朝食並みにたっぷり食べて、日中は飲まず食わずで仕事。

夜、空腹状態のところにビールを飲みながらドカ食い。

また大学病院勤務のときと同じような食生活になってしまっていました。

仕事がらみの外食も多かったのですが、当時は健康のことなどあまり考えずにメニューを選んでいました。

いまではほとんど行かなくなったラーメン店にもよく行っていて、スープまですべて飲み干していました。


こんな生活を続けた結果、体重はピークへ。

5ページの「お腹ぽっこり」体型の写真は、このころのものです。

この写真のときは36歳なのに、血管年齢は45歳でした。

ちなみに**56歳の現在は、血管年齢28歳**です。

★「このままではまずい……」一大決心してダイエット開始

そうこうしているうちに「メタボ健診」の実施が囁かれはじめ、患者さんにダイエット指導をしなければいけない事案も増えました。

またこのころから、テレビや雑誌などメディアの仕事がちらほらと入るようになってきました。

「このままではまずい！」

人にダイエット指導をする立場にあり、しかも多くの人に見られる機会が増える中、「太ってお腹ぽっこりの医師」なんてNGです。

「ダイエットするしかない」と思いました。

そこで自分が何を食べすぎているのか、食生活を見直してみました。

するとやはり**ご飯やパンなど、糖質をとりすぎているのが、いちばんの原因**だとわかったのです。

それで、まずこれを半分にしてみようと思いました。

このときはまだ「糖質制限」という概念は一般的ではなく、自分ひとりで思いついたことです。

糖質を半分にすると、最初は物足りなかったけれど、だんだん慣れてきて、体重も減りはじめました。

「これはいける！」と思い、さらに半分にして、そのまた半分にしてと、どんどん糖質を減らしていきました。

同時に食事量もだんだん減っていき、面白いように体重が落ちていきました。

今度は結婚式のときのような「無謀なダイエット」ではなく、ちゃんとたんぱく質やビタミンなどの必要な栄養はとっていたので、体調もよく、無理なくやせることができました。

すると今度は、やせることが面白くなってしまいました。

ちょっとしたゲーム感覚で落としていき、一時は62キロまで落としました。

最高に太っているときからすれば17キロ減です。60キロも切れそうな感じでした。

★鏡に映った衝撃の姿

そんなある日のことでした。

「ダイエットに成功したのだから、さぞカッコイイ体になっているだろう」と思って、洗面所の鏡で全身をまじまじと見てみたのです。

じつはそれまで自分の全身なんて、よく見たことはありませんでした。

しかし、そこに映っていたのは、あまりにショックな光景でした。

「骨と皮」みたいな、やせぎすの老人のような貧弱ボディ……。

自分の目を疑いました。

脂肪は落ちたけど、筋肉をつけないままだったため、とてもカッコ悪い体つきになっていたのです。

「これはとてもじゃないが人前で脱げないぞ！」と焦りました（どこで脱ぐのかという話ですが）。

★息子との違いにあ然

そこにたまたま息子が入ってきて、私は再びぎょっとしました。

体型が全然違うのです。

当時、彼は筋トレを熱心にやっていて、胸板が厚く、わが子ながらとてもスタイルがいいのです。

ただ、Tシャツ1枚を着ているだけなのにおしゃれな感じです。

私も腕にはそこそこ筋肉があるけれど、「胸」が全然違います。これはいささか衝撃的でした。

10代の息子に対抗しようというわけではありませんが、私も、いくらなんでももうちょっと胸板の厚い、お腹に腹筋の存在感があるカッコいい体になりたいと思いました。

そこから、もう少し摂取エネルギーを増やすとともに、エクササイズに励む日々が始まりました。

50歳にさしかかったときのことでした。

★体改造を始めたら、みるみる若返った！

まず、ジムに通って筋トレを始めました。

最初は自分でいろいろ試してみて、それなりに筋肉もついていきましたが、やはりあるときから自力では限界があると感じ、トレーナーさんについてもらいました。

現在は週2回、1回につき40～50分程度のトレーニングをしています。

メニューはそれぞれ10種類くらいあって、ダンベル、スクワット、腹筋、プランク、ベンチプレス、懸垂などなど。

また、ジムとは別に週に2回、3～4キロは走っています。

もちろん一般的にはこんなにハードトレーニングをする必要はありません。私の場合は「趣味の領域」というか、自分が楽しいからやっているだけです。

最近はだいぶ筋肉がついてきて、胸板も厚くなってきました。筋肉がついた分、体重は1キロ増えました。

うれしかったのは**懸垂ができるようになった**こと。

太っていたときは懸垂なんてやってみようとも思いませんでした。懸垂ができると、なんだかそれだけで急に若返った気分になるものです。

ゴルフに行って、ちょうど手頃な木の枝などを見つけると、ぶら下がりたい衝動に駆られてしまいます。

「見せられる体」とまではいいませんが、人に見られてもそこそこ恥ずかしくないボディになったので、ゴルフ場の風呂場や、温泉などに行っても堂々としていられます。

不思議なもので、**ただやせただけのときよりも、筋肉をつけるようになってからのほうが「若い」**といっていただくことが多い気がします。

先日ゴルフに行ったとき、明らかに自分よりも若い世代の人たちと一緒にラウンドすることになりましたが、みなさんが私にいわゆる「タメ口」で話しかけてくるのです。あまり、いい気分はしませんでしたが、どうやら私のことを年下だと勘違いしていたようで、後からそのうちのひとりにこっそり謝られたのです。そんなとき、もちろん私は笑顔になっています。

趣味のゴルフでも、歳をとって若いころのようなプレーができないと嘆く人が多い中、自分はさらに飛距離アップを追求して、若々しいプレーができるように心がけています（技術的な未熟さはご容赦ください）。

また、同年代の人と一緒にいたとき、その場に居合わせた女性に、

「えっ、みなさん同じ年？　池谷先生だけ明らかに浮いていますよ！」

と、ギョッとされたこともありました。

貫禄がないといわれればそれまでですが、若く見られて不快な思いをすることなどほとんどありません。この傾向は、実年齢が高まるにつれて強まってきています。

決して自慢話をしたいわけではありません。誰でも健康的にスリムになれば若返りというおまけがついてくるのです。

メタボで老け込んでいた私にできたのだから**「やる気になれば、誰でもできる」**ということをいいたいのです。

本書の冒頭で**「スリムになってビジュアルが若返ると、人生は劇的に楽しくなる」**と強調しているのは、自分のこんな体験があるからです。

50代からでも変わることができたというのは、自分にとっても大きな自信となっています。

同時に、**「なんともったいないことをしたのか」**という後悔もわいてきます。**「30代のあの時代にスリムだったら、もっと楽しかったはずだろう」**と思うからです。

自分のこの思いがあるから、みなさんには同じ思いをしてほしくないのです。

★「外見力」は自信につながる

やせてスリムになってみると、**「いろいろなことにチャレンジしよう」**という意欲がわき上がってくるし、どこでもフットワーク軽く出かけることができます。

いまは温泉に行くのも楽しいし、夏のプールも楽しみです。

筋肉がついたせいもあるのでしょうが、ゴルフの飛距離も伸びました。

それから、**服選びがガラッと変わりました**。

やせると、いままで着られなかった服が着られるようになって、服選びが楽しくなるのです。

太っていたときは、すっかりファッションへの興味が失われてしまっていたのですが、おしゃれに限界があったことが大きく影響していたようです。

じつは、スリムになると、Tシャツ1枚でもカッコよく決まるので、服選びがとてもラクです。ダイエットが成功してからの私は、夏はカットソーと細身のパンツといったカジュアルスタイルが多くなりました。

太っていたときはお腹がぽっこり出てしまいますから、いろいろ隠さなくてはならない部分が多く、とてもこんな格好で出かけるわけにはいきませんでした。

★たかが体型、されど体型。「輝く人生」を手に入れよう

スリムなスタイルを手に入れるということは、**「新しい人生を手に入れるようなもの」**だと思います。

最近は本当にありがたいことに、患者さんからも「先生を目標にします！」といってもらえることもあり、ますます励みになります。

そしてその効果を信じて、日々実践された患者さんは、みなさん確実に若返り、イキイキとしてくるのです。

私のクリニックには毎日100人を超える患者さんが通ってこられますが、**その多くの人々が日々若返って**いきます。

とくに、女性は何歳であっても、どんどんきれいになって、キラキラしてきます。

そう、**誰でも「スリムなボディ」を手に入れたら、人生が変わる**のです。

たかが体型、されど体型です。

どなたでも、何歳からでも遅くありません。

私だって50歳から始めたのですから。

もちろん、60代、70代、それ以上の年代だって大丈夫。

さあ、今度はあなたがスリムになって、「輝く人生」を手に入れる番です！

２０１９年3月

池谷医院院長　医学博士　池谷敏郎

【著者紹介】
池谷敏郎（いけたに　としろう）
池谷医院院長、医学博士。1962年、東京都生まれ。東京医科大学医学部卒業後、同大学病院第二内科に入局、血圧と動脈硬化について研究する。専門は内科、循環器科。97年、医療法人社団池谷医院理事長兼院長に就任。現在も臨床現場に立つ。血管、血液、心臓などの循環器系のエキスパートとして、数々のテレビ出演、雑誌・新聞への寄稿、講演など多方面で活躍中。東京医科大学循環器内科客員講師、日本内科学会認定総合内科専門医、日本循環器学会循環器専門医。
テレビ番組『名医のTHE太鼓判！』（TBS）、『羽鳥慎一モーニングショー』（テレビ朝日）、『深層NEWS』（BS日テレ）などに出演、わかりやすい医学解説が好評を博している。著書に『「血管を鍛える」と超健康になる！』『血管の名医が教える15歳若返る習慣』（三笠書房）、『血管・骨・筋肉を強くする！ゾンビ体操』（アスコム）など、数々のベストセラーがある。

50歳を過ぎても体脂肪率10%の名医が教える
内臓脂肪を落とす最強メソッド

2019年4月25日　第1刷発行
2019年6月14日　第4刷発行

著　者——池谷敏郎
発行者——駒橋憲一
発行所——東洋経済新報社
〒103-8345　東京都中央区日本橋本石町1-2-1
電話＝東洋経済コールセンター　03(5605)7021
https://toyokeizai.net/

ブックデザイン……上田宏志（ゼブラ）
写　真…………今祥雄
ヘアメイク………須藤鈴加
イラスト…………二階堂ちはる
ＤＴＰ…………アイランドコレクション
編集協力………高橋扶美
編集アシスト……濱田千鶴子
校　正…………佐藤真由美／加藤義廣
印　刷…………ベクトル印刷
製　本…………ナショナル製本
編集担当………中里有吾／田中順子

ISBN 978-4-492-04645-6